新 婚 夫 妇 必 读

（修订版）

仁文　银明　编

本书被中国书刊发行业协会评
为 2001 年度全国优秀畅销书

本书荣获首届"中国青
年优秀图书奖"提名奖

本书荣获"第二届金
盾版优秀畅销书奖"

本书荣获第十一届全
国优秀科技图书三等奖

金盾出版社

内 容 提 要

　　结婚是人生中的一件大事。如何度过新婚蜜月并为以后的家庭生活打下良好基础,是未婚男女急需了解的内容。本书从生理与心理的角度,全面通俗地介绍了男女的性特点,新婚蜜月应注意的事项及创造和谐夫妻生活的基本要求,是未婚青年和新婚夫妇必备的生活保健读物。

图书在版编目(CIP)数据

新婚夫妇必读/仁文,银明编著. —修订版 . —北京:金盾出版社,2001.6
ISBN 978-7-5082-1506-8

Ⅰ.新⋯ 　Ⅱ.①仁⋯②银⋯ 　Ⅲ.性知识-普及读物 　Ⅳ.R167-49

中国版本图书馆 CIP 数据核字(2001)第 10047 号

金盾出版社出版、总发行
北京太平路 5 号(地铁万寿路站往南)
邮政编码:100036 　电话:68214039 　83219215
传真:68276683 　网址:www.jdcbs.cn
封面印刷:北京印刷一厂
正文印刷:北京金盾印刷厂
装订:永胜装订厂
各地新华书店经销
开本:787×1092 1/32 　印张:5.75 　字数:127 千字
2009 年 4 月修订版第 21 次印刷
印数:1128001—1138000 册 　定价:8.50 元

修订版前言

有位哲学家说过,一个国家的民众科学素养的高低,是这个国家文明与进步的重要标志之一。

性科学作为一门重要的跨学科科学,关系着亿万人的身心健康、家庭和睦及社会安定。实践证明,针对包括青少年在内的不同社会人群,适时、适度、适量地进行性道德与性科学知识教育,对于人们正确认识性,妥善处理所遇到的性生理和心理情况,减少由于性知识缺乏所引发的疑虑、困惑及其他实际问题,确是大有裨益的。

即将或已经进入婚姻生活的青年朋友,对于性知识的学习和掌握当然显得更为重要和迫切,这是不难理解的。本书正是针对这些朋友而编写的。本书自 1993 年出版之后,已印刷 13 次,共 95 万册,深受广大读者欢迎,并曾荣获首届"中国青年优秀图书奖"提名奖和"第二届金盾版优秀畅销书奖"。

鉴于有的读者朋友在来信中提出的某些问题需要尽可能地加以解答,以及近几年来有些方面的新进展(如紧急避孕方法等),需要向新婚的朋友作些介绍,我们在这次修订中对原版的内容作了适当补充和调整,希望能对广大读者有所帮助。

无论是原版还是这次修订,我们参考了有关专家的大量文章和论著,并引用了其中的一些观点或相关资料,在此恕不一一列举,谨向有关专家、作者表示诚挚的谢意! 由于我们水平有限,书中缺点和不足之处在所难免,欢迎广大读者批评指正。

作 者

2001 年 1 月于广州

目　　录

婚前一课　了解"你"和"我"

欢度蜜月

婚前一课 了解"你"和"我"

1. 什么叫性？

性是生物繁衍的基础，是生物的自然本能之一。对于人类而言，性同时具有生物本质和社会属性。

生物科学揭示了生命产生于海洋。最早出现的生物体结构很简单，它们依赖最原始的生殖方式把自身分裂成两个子体进行繁衍发展。后来在生物进化过程中逐渐出现了性别，开始出现雌雄两性，动物界通过雌雄两性的交配方式，使两种异性生殖细胞结合产生新的个体，维持种系，延续生命。所以，性与生殖是密切相关的，性器官与性特征的充分发展，是建立在生殖细胞健全的基础之上的。具体到人类来说，男性的精子与女性的卵子结合及胚胎发育，决定性别的基本因素，与细胞里的染色体有关。细胞分裂到了一定阶段，原来作为细胞核里的一部分称之为染色质的东西，凝聚成若干条棒状物体，并自动排成一种阵势，就成为染色体。染色体的数目多少是依据生物物种的不同而不同的，只是在同一物种中，其数目是一成不变的。人类属于同一物种，因此不管是哪个种族，也不分男女，染色体的数目都是一样的。但是在男女之间有一对染色体是不一样的。在女子一方，这一对叫 XX，在男子一方则叫 XY，而其中的 Y 比较短小，可以辨别出来，这就是区别性的关键所在。因此，这对染色体称为性染色体。它不单是人类两性之间区别的根本原因，而且也是一切哺乳动物牝牡相异的原因所在。当人类两性生物体结合并发生受精时，如果含有 X 染色体的精细胞与卵细胞相遇，则两个 X 染色体配偶，这个胚胎必然是女性；如果含有 Y 染色体的精细胞与卵细胞相遇，则为 XY 配偶，这个胚胎必然为男性。男女的性别就是这样随机决定的。因此，性别是在男女成胎之时便已确定下来的事了。随着性器官的发育成熟，只要是正常的人，无论男女都有性欲望，即性行为的需求和满足，这与人的食欲的需求和满足有相同之处，都是由于生理需求而使机体产生的心理欲望。这就是性的生物本质。从这一点上讲，人类的性行为，就自然本能而言，与动物是相同的。

但是，人类是生物进化达到最高阶段的社会化动物，人的自然本能绝不可能脱离社会的影响而存在。人类性行为绝不仅仅是纯粹的生物本能的一种表现，而是有别于动物的，包含有生理、心理、思想、情感、精神以及社会各种因素在内的一种有机的结合。性欲有一个重要特点与食欲迥然不同，性行为的正常需求和满足，是与另一个人（异性）互为需求和满足而弥补。因此，性就进入了社会和伦理道德的领域中。它一方面受生物规律、自然规律的支配，另一方面又受一定的社会文化发展条件的制约。这就是我们所说的性具有社会属性的问题。

所以，我们应该把人类的性行为看作是生物本质和社会属性两者的结合和统一。这样认识人类性的重要意义，在于使人们认识到性活动不是一己的私欲，可以完全自由和随心所欲的，而是一种社会行为，要对社会负责，要接受社会、道德和法律的制约。只有在科学与文明的基础上，人们才能通过相互尊重，以恋爱方式建立感情，使两性以婚姻形式结合，从而达到性行为在肉体、感情、理智和社会诸方面的圆满、协调和统一。这是我们建设社会主义精神文明的需要，也是性知识宣传中进行性道德文明教育的一个基本出发点。

2. 什么叫性科学？

所谓性科学,也称性学(sexology),是研究人类性、性欲望与性行为的产生、发展和差异的一般规律的科学。它包括了性生物学、性生理学、性心理学、性社会学、性伦理学以及性教育学等内容。性科学是一门重要的跨学科科学,关系着亿万人的身心健康,家庭和睦和社会安宁。

实际上人类性活动的早期记载可追溯到远古。但在19世纪之前,人们对性的认识,依然停留于"性崇拜"、"性神秘化"阶段,直至19世纪,达尔文的《物种起源》问世后,人类才成为可以作为客观进行科学研究的对象。经过医学家、心理学家和社会学家的通力研究,于20世纪初,性科学的雏形逐渐形成,其研究方向主要是性的医学科学研究和性的行为科学研究。

性医学(sexual medicine)是性科学的重要部分。它研究的主要内容是人类的性生物学、性生理学、性心理学及其与性的解剖、内分泌、病理和诊断治疗相关的临床问题,是一门新的、方兴未艾的医学科学分支。毫无疑问,随着人类社会的文明与进步,性科学的研究必将会得到进一步的深入和发展。

3. 为什么要进行性教育？

既然性活动是生活的基本内容之一,性科学是一门科学,那么,了解性知识就如同了解人体所有的生理卫生知识一样,本应是顺理成章的事。性知识的普及,使人们谈到生殖器官,就像谈到心、肺、脾、胃一样泰然,这是一个民族文化层次乃至文明程度较高的表现。

当代性科学发展的一个重要课题,就是寻找适合国情的性教育模式。今天,作为生物学意义上的性秘密已差不多被揭开,但心理和社会层面的性问题并未得到解决。而实际上,人类的性活动受心理和社会因素的影响远大于受生物因素的控制。因此,在性知识和性道德方面如何恰到好处地引导民众,特别是正确引导青少年,应是整个社会都需要重视的问题。

由于长期以来受封建意识和陈旧的传统观念的影响,有些人把性的科学领域视为禁区,谁要宣传性的科学知识或公开谈论性问题,就会被认为低级下流。另有一些人则把宣传性的科学知识与传播色情、淫秽等同起来,甚至与西方的"性解放"相提并论。如此这般,不仅使人们对这项工作无所适从,而且使社会中某些封建的性禁忌、性迷信、性偏见等性愚昧的现象得以长期存在。

有的人在性问题上由于愚昧无知,或听信传言,往往给自身带来许多悲剧和痛苦,许多听起来不可思议的事情却发生在现实生活中。有一些人由于受到社会陋俗的约束,即使产生了性的不和谐或性功能障碍,也往往避而不谈或讳疾忌医,从而给夫妻生活蒙上了阴影,甚至由此导致了家庭的解体。而另一些人则受西方腐朽思想和生活方式的影响,成为性享乐主义、纵欲主义的实践者,诸如婚外性行为、包"二奶"、养"情妇"等,这不仅使得性传播疾病迅速增加,严重威胁民众健康,而且也极大地败坏了社会风气。

正因为如此,在人的生长发育的不同时期、不同阶段,选择相关的内容进行适度的性科学知识的教育,不仅是应该的,而且是非常必要的。这样做,不仅有利于克服性愚昧,提高人们的科学文明程度和生活质量,而且有利于社会的安定和促进社会的精神文明建设。性知识与"性解放"不能混为一谈,一个是生理问题,一个是观念问题,两者是不能混淆的。我们在性科学和性健康教育中,既要破除封建迷信思想,又要注意抵制西方的"性自由"、"性解放",要坚持知识教育与思想品德教育的统一,健康教育与人格教育的统一。从青春期性教育来

说,其内容主要应包括三个方面:

(1)性心理与性生理知识。男女生殖器官构成、第二性征、正常与异常性功能及性卫生保健。对于少男少女,除介绍性内分泌激素、月经、遗精、手淫现象外,更要让他们懂得人与动物最大的性行为差异在于人的性行为受社会环境、文化修养、价值观念、生活方式等多方面的影响,因此具有极大的选择性和控制力。

(2)性价值观。性的伦理道德价值观是性教育中很重要的组成部分。人不仅要自尊自爱,还应该尊重别人,不去伤害别人,对自己的行为负责,并与周围建立起良好的人际关系。在人生漫长的旅途中,性不是局限于性交行为满足私欲和生育方面,而更应表现在双方情感、精神、对家庭负责和为人父母的义务方面。

(3)性健康教育。性教育中还应包括避孕节育、预防性传播疾病的知识,如了解采取避孕措施对防止非意愿妊娠和性病发生、保护身心健康都是有益的,堕胎会给女性的身心带来危害等。

4. 了解一些必要的性知识有什么好处?

对青少年来说,特别是进入婚孕年龄的青年人,了解一些必要的性知识,至少有以下几个方面的好处:

(1)通过学习性生理、性心理、性健康方面的科学知识,了解男女生殖器官的解剖生理、性器官的卫生保健知识等,可破除对性的神秘感,改变对性的愚昧无知状态,避免对性问题的无益探索,保持身心健康发展。如了解青春期身体某些变化的科学道理,就会对遗精、月经来潮及月经期应当注意的问题有一个正确的认识,不会感到迷惑、恐慌和束手无策。

(2)对已婚夫妇来说,有利于提高性生活的质量。据有关资料统计,在已婚夫妇中至少有 1/3 以上性生活不满意或性功能异常。虽然其中多数人由于生活其他方面的美满,对性生活方面存在的问题采取忍耐的态度,没有太多地影响到夫妻的感情和关系,但如长期得不到解决,就可能逐渐影响情绪,损害健康,甚至闹起家庭纠纷,严重影响工作和生活。因为和谐的性生活是男女健康生活的重要组成部分。了解、掌握必要的性知识,是创造和谐的夫妻性生活的重要前提。

(3)有利于计划生育。无论是节育、避孕还是优生优育,都必须学习必要的性科学知识。例如,科学地选用适合自己的避孕方法,并正确地运用以减少避孕的失败;选择最佳的受孕时机,重视孕期保健;了解大多数避孕方法和男女结扎绝育并不影响性生活的质量,从而解除不必要的思想顾虑等。

(4)有利于防治疾病,提高健康水平。知道了性生活前后应当养成哪些卫生习惯,月经期为什么不能过性生活等。懂得预防性传播疾病,树立正确的性道德观念,做到洁身自爱,对自己和配偶的健康和生命负责,对家庭负责,对社会负责。

5. 男性的生殖器官有哪些? 各有什么功能?

男性生殖器官分为内、外生殖器两部分。隐藏在体内的部分,包括睾丸、输精管道和附属腺体,是内生殖器;露在体外的阴囊、阴茎等称为外生殖器。其中输精管道由附睾、输精管、射精管和一部分尿道组成,有促进精子成熟,贮存、营养和运输精子等作用。附属腺体则有精囊腺及前列腺等(参见图 1、图2)。

睾丸:呈卵圆形,位于阴囊内,左右两侧各一个,左侧的一般较右侧略低,且稍大。成人睾丸一般有鸽蛋大小。睾丸表面有两层光滑的膜,膜之间有少量液体,因此它可以自然滑动,剧烈运动也不至于受伤。睾丸具有两种主要生理功能,即

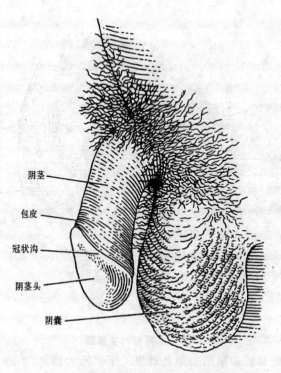

阴茎

包皮

冠状沟

阴茎头

阴囊

图 1　男性外生殖器

产生精子和男性激素,它是男性生殖系统最重要的器官。睾丸
实质内由许多隔膜将其分成许多小叶,每个睾丸大约有 200
个小叶,每个小叶内有 3～4 根弯弯曲曲的小管,叫曲细精管,
是产生精子的场所。曲细精管合并为精直小管,最后汇合成
15～20 条输出小管,进入附睾头部。在睾丸曲细精管之间的
组织里散布着一些睾丸间质细胞,能分泌雄性激素 —— 睾丸
酮,睾丸酮是一种活性最强的雄性激素。睾丸酮不从排泄管排
出,而是由睾丸内的血管吸收进入血液循环中,具有促进男性
生殖器官发育、维持男性的第二性征和性欲的作用,并促进精

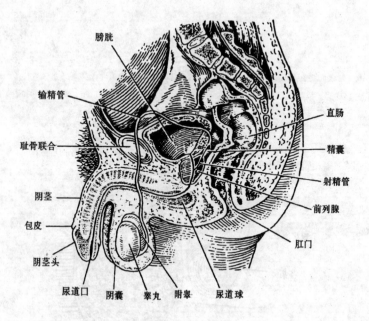

膀胱
输精管
直肠
耻骨联合
精囊
射精管
阴茎
前列腺
包皮
肛门
阴茎头
尿道口　阴囊　睾丸　附睾　尿道球

图 2　男性内生殖器

子的生长。如果割去睾丸就失去了男性的特征,生殖器官萎缩,没有性要求,不长胡须,音调由男性的低沉变为女性高亢的音调。

附睾:在阴囊内,它是一对扁圆形的器官,位于睾丸的后外侧方,紧贴在睾丸上,主要由附睾管盘曲而成。附睾管的一端与睾丸的输出小管相连接,另一端与输精管相连接,是精子通往输精管的通道,睾丸不断产生的精子主要贮存在附睾中。附睾管具有分泌功能,除对精子供应营养外,还有促使精子分化成熟的作用。所以,附睾是一个输送精子、贮存精子、促进精子进一步发育成熟的器官。

输精管:左右各一条,每条长为 40 厘米～50 厘米,是附睾的直接延续,沿睾丸后缘及附睾内侧上行,出睾丸上端,与血管、淋巴管、神经丛等组成一对柔软、圆索状的精索(由于这一部位位置表浅,直接隐藏在皮下,极易摸到,常在这一部位行输精管结扎术)。输精管最后到达膀胱底,这时两侧输精管逐渐接近,并列于前列腺底部,在该处与精囊腺的排泄管汇合成射精管,穿过前列腺,开口于后尿道。输精管有较厚的肌层,有收缩、蠕动能力,其主要生理功能就是依靠它有力的收缩把精子输送入尿道。

前列腺:是一个呈栗子形的实质性腺体,位于尿道根部,包绕在尿道起始段的周围,通过二三十条排泄管开口于尿道内的精阜两侧,从而与尿道相通。前列腺随睾丸发育而增长,一般从 16 岁开始迅速增大。其分泌的前列腺液,是一种具有精液特殊气味的微白色碱性液体,是构成精液的主要成分之一,约占精液的 20%,有稀释精液、帮助精子活动的作用,对生育非常重要。在射精时,前列腺液与精囊液、精子混合在一起,经尿道射出排出体外。

精囊腺:又称精囊,位于输精管外侧,前列腺的后上方,通过排泄管与输精管末端合成射精管。它分泌一种淡黄色的粘稠液体,含丰富的果糖。果糖是精液的主要成分,为精子运动提供所需热能。精囊液约占精液的 60%。

尿道球腺和尿道旁腺:前者开口于尿道球部,后者分布在前尿道。当发生性冲动时,它们分泌清亮粘性液体,由尿道口排出,性生活时起润滑作用。

阴茎:呈圆柱状,是男性性交和排尿的器官。由三个柱状的海绵体及其外面的一层薄弱、柔软、疏松的皮肤所组成,尿道即贯穿其中。阴茎的海绵体内有许多腔隙,当性兴奋时有大量的血液注入,同时血液回流受阻,海绵体充血膨大,阴茎变得硬而坚挺,称为阴茎勃起现象。性生活后或性兴奋消失后,阴茎内动脉收缩,静脉血液回流增加,海绵体内的血液随之减少,阴茎也随之变软,体积变小。成年男性的阴茎平均长度为6厘米～10厘米,勃起时长度和周径都有较大幅度增加。

阴茎分阴茎头(龟头)、阴茎体和阴茎根三部分。阴茎头部稍膨大,表层有丰富的感觉神经末梢,对机械性刺激非常敏感,其尖端有一矢状形的开口,即尿道外口。阴茎头部与体部相连接处有一条沟,称冠状沟。阴茎头部的皮肤内外两层游离,形成双层环形皱袋,称为包皮。正常成人阴茎头应暴露于包皮之外。

阴囊:是一个皮肤囊袋,位于阴茎与肛门之间,皮肤薄而柔软,表面皱襞很多,呈褐色,并有丰富的汗腺、皮脂腺和少量的阴毛,富有伸展性,一般情况下处于收缩状态,当遇温度升高(如天气炎热时)即呈松弛状态,利于消散阴囊内的热量。阴囊温度一般比腹腔温度低 $2℃～4℃$,这种温度是精子产生和贮存的重要条件之一。所以,阴囊的主要功能除了保护睾丸、附睾和精索外,还有调节温度的作用,以利于精子的产生和生长发育。

尿道:是一条较细的管道,全长约 12 厘米,内口连着膀胱,外口在阴茎头上。输精管、精囊腺、前列腺等都在尿道开口,所以男性尿道具有排尿和射精双重功能。

6. 女性的生殖器官有哪些?各有什么功能?

女性生殖器官也是由内、外生殖器两部分组成。内生殖器位于盆腔内,包括卵巢、输卵管、子宫和阴道(参见图 3、图 4);外生殖器包括阴阜、大阴唇、小阴唇、阴蒂、前庭大腺、阴道口和处女膜等(参见图 5)。

卵巢:是女性的生殖腺,相当于男性的睾丸。左右各一,

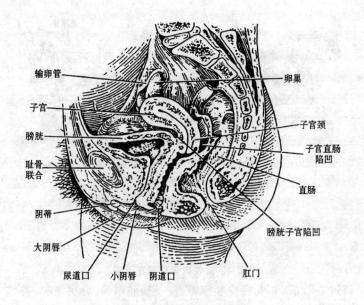

图 3　女性内生殖器

位于子宫两侧,输卵管的后下方,扁椭圆形。其大小随年龄而
不同,性成熟期最大,其后随月经停止而逐渐萎缩,成人卵巢
大如拇指末节。卵巢的主要功能是产生卵子和分泌女性激素
(雌激素、孕激素)。卵子的成熟不像男性产生精子那样持续不
断,而是呈周期性的。在一个月经周期中,卵巢内常有几个至
十几个卵泡同时发育,但一般只有一个发育成熟的卵子。随着
卵泡的成熟,卵巢壁有一部分变薄而突出,排卵时,卵泡就从
这里破出卵子进入输卵管。在一般情况下,女子自青春期起,
每隔 28 天排卵 1 次,每次通常只排出一个卵子,排卵期一般
是在两次月经中间,即下次月经前的第 14 天左右。女子一生
中有 400～500 个卵泡发育成为成熟的卵子。雌性激素的主要
作用是促进女性生殖器官发育和女性体态、气质的形成,并保

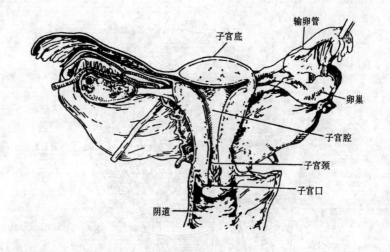

子宫底

输卵管

卵巢

子宫腔

子宫颈

子宫口

阴道

图 4 女性内生殖器正面图

持这些特征,如女性皮肤细嫩、皮下脂肪丰满、乳房隆起、臀部宽阔等。

输卵管:左右各一,为细长而弯曲的圆柱形管道,每条长为 8 厘米～14 厘米。内侧端与子宫相连通,另一端呈漏斗状并游离,开口在卵巢的附近,卵巢排出的卵子就是从这个开口进入输卵管的。输卵管的主要功能是吸取卵巢排出的卵子,给卵子和精子提供结合的场所,并把受精卵送入子宫腔内。

子宫:位于骨盆中央,呈倒置梨形。上部较宽是子宫体,两角分别与左右的输卵管相通;下部较窄呈圆柱状突入阴道,叫子宫颈,其中间的子宫颈管沟通了子宫腔与阴道。子宫腔的腔壁上覆盖着一层子宫内膜,从青春期开始到经绝期,受卵巢分泌的激素影响,发生周期性的脱落和出血,通过阴道流出即形成月经。如果性生活时精子从阴道进入子宫到达输卵管,并与卵子结合成受精卵,子宫内膜就不再脱落和出血,等待受精卵

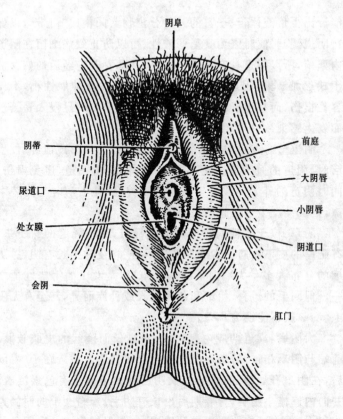

阴阜

阴蒂

尿道口

处女膜

会阴

前庭

大阴唇

小阴唇

阴道口

肛门

图 5 女性外生殖器

的到来,使它在这里发育成胎儿。分娩时,子宫收缩,胎儿娩出。因此,子宫的生理功能就是产生月经和给胎儿提供生长发育的场所。

阴道:介于膀胱、尿道和直肠之间,为女性性交的器官,也是月经流出和胎儿娩出的通道,是一个富有伸展性的管状器官,上连子宫,下达阴道口。正常情况下,阴道粘膜呈粉红色,能渗出少量液体,与子宫的一些分泌物共同构成"白带",以保持阴道湿润,同时因为其呈弱酸性,可以防止致病细菌在阴道内繁殖,所以阴道具有自净作用。但在幼女及绝经后的妇女由于缺乏雌激素,阴道粘膜上皮菲薄,皱襞少且伸展性小,不仅容易损伤,而且由于缺乏自净作用,致使病菌一旦侵入易繁殖而发生感染。

阴道壁有丰富的血管,受伤后容易出血或形成血肿。性生活时,阴道的血管高度充盈,渗出液体,润滑阴道,避免损伤。同时阴道的外 1/3 段有丰富的感觉神经,性生活时与阴茎摩擦,是女性产生性快感的重要因素之一。

阴阜:位于女性前腹壁的最低部分,为一隆起的脂肪垫,有肥厚的皮下脂肪。青春期开始后,阴阜皮肤上长有阴毛,阴毛的分布大多呈尖端向下的倒三角形,是女子的第二性征之一。但阴毛的疏密、粗细和色泽因人或种族而异,甚至有无阴毛者,一般不能视为病态。

大阴唇:靠近两股内侧,为一对纵长而隆起的皮肤皱襞,前端与阴阜相连,后端逐渐变薄与会阴相连。一般在 10 岁以后,在阴阜开始隆起的同时,大阴唇开始丰满且有色素沉着,并向内遮掩小阴唇,青春期后也长有阴毛。未婚女子的两侧大阴唇自然合拢,遮盖阴道口及尿道口,起保护作用。大阴唇的皮下有丰富的血管和神经,性兴奋时因充血而变得更为柔软、胀大,且从中线向外张开,暴露阴道口,感觉比较灵敏。

小阴唇:位于大阴唇内侧,为一对较薄的皮肤皱襞,两侧小阴唇向前融合包绕阴蒂,内侧面呈淡红色。小阴唇也含有丰富的神经末梢,极其敏感,平时合拢,关闭阴道口及尿道口,性兴奋时充血、分开并增大,增加阴道的有效长度。

阴蒂:位于两侧小阴唇上方联合处,约黄豆般大小,与男性的阴茎海绵体相似。含有丰富的感觉神经末梢,性兴奋时,可稍肿胀、隆起。

阴道口及处女膜:阴道口位于尿道口下方,形状和大小常不规则。阴道口覆有一层较薄的粘膜,称处女膜。膜的中央有小孔,孔的形态、大小和膜的厚薄因人而异。初次性生活时,处女膜往往破裂,可伴有少量出血和疼痛感觉,但也有例外者。处女膜在分娩时进一步破损,产后仅残留几个小隆起,叫处女膜痕。无性生活经历的人,其处女膜有时也可因剧烈运动等原因而破裂。

前庭大腺:又称巴氏腺,位于阴道口两侧,如黄豆般大小,左右各一个。性兴奋时,它可分泌淡黄色液体润滑阴道。

7. 什么是青春期?

青春期是人的一生中身体出现急剧发育的时期。医学上把第二性征开始出现,到性成熟、身体停止长高这一阶段称为青春期,通常指十二三岁至十七八岁。它是人生的转折时期,又称为第二次诞生时期,是少男少女向成人过渡的阶段。在青春期,不但体型外表发生明显变化,体内各种脏器逐渐发育成熟,而且心理上也将发生较大的变化。因此,这一时期的身心健康不但影响青春期的体格和体质,而且对壮年期、老年期推迟衰老,延年益寿都有着重要的影响。

国外有研究者主张,青春期的范围应以身体发育、第二性征和性功能逐步成熟这三个方面来综合分析与研究。也有的学者认为,应当把青春期划分为三个阶段,即青春期前期、青春期中期和青春期后期。

青春期前期的特征是:身长、胸围和体重迅速增长,体格和形态发生显著变化。这个时期男性的年龄一般在 12~14 岁,女性在 10~12 岁。

青春期中期,也称性征发育期。主要是生殖器官发育变化突出,男性和女性分别出现遗精和月经,性发育趋于成熟,出现比较明显的第二性征。这个时期男性年龄为 15～18 岁,女性为 13～16 岁。

青春期后期,性发育基本完成,体格和形态发育也趋于稳定状态。此期男性一般在 19～22 岁,女性则为 17～19 岁。

8. 青春期有什么生理特点?

青春期最明显的生理特征是身体的生长和性成熟。

体型的急剧变化是此期的特点之一。在人的一生中,第一个生长高峰是在出生后的第一年,而第二个生长高峰就是青春期了。身高、体重的变化,引起了每个人的自我感觉的巨大变化。据有关资料统计,在 10～20 岁这期间,男孩身高平均增长 35.5 厘米,体重平均增长 31.2 千克。在身高、体重急剧增加的同时,全身的组织器官,如皮下脂肪、肌肉、骨骼、牙齿以及循环、呼吸、消化、泌尿、内分泌等器官都迅速发育,接近或基本接近成人,成了名副其实的"大小伙子"和"大姑娘"了。在这一急剧变化的过程中,女孩迅速生长的时期比男孩平均要早 1～2 年,一般身高的增长可持续到 19 岁,个别的到 23 岁还要"猛一蹿"。男孩的身高、体重的增长则比女孩幅度大。

青春期的另一个显著变化是性征的充分显示。所谓"性征",是指男、女两性的差别,它体现在遗传学、解剖学、生理学及心理学等各个方面。医学上把由遗传决定的性器官结构上的特征称为第一性征,比如男子生来就有睾丸、输精管和阴茎等,女子生来就有卵巢、输卵管、子宫、阴道等。第二性征是"性"的外部表现,又称副性征或继发性征,它是逐步成熟了的生殖腺(性腺)分泌的激素进入血液循环,送到全身作用于身体各个器官,使男女间的身体、体态等方面出现的差异充分显示出来。如男性在骨骼增大的同时,嗓音变粗,喉结突出,长出胡须及腋下生长腋毛,并生长阴毛等。女性皮肤变得细腻,皮下脂肪增加,乳房发育隆起,臀部增宽,阴毛生长,同时声音变细变尖。

伴随上述变化的同时,女孩出现月经,男孩开始有遗精现象。

9. 青春期有什么心理特点?

心理学是一门研究人的心理现象的科学。通俗地讲,它是研究人们"怎样想"和"为什么这样想"。学习和研究青春期的心理特点,对于了解青年、理解青年和帮助青年人客观地认识自己、改造自己,顺利地渡过人生的转折时期,具有特别重要的意义。青春期的心理特点归纳起来有以下几个方面:

(1)"独立"意识增强。表现在自主意识越发强烈,希望无拘无束地生活,自由地描绘自己的理想形象,并且喜欢用批判的眼光看待其他事物,常常提出各种疑问和不同意见,有时对师长的干涉感到厌烦。在青春期后期,独立意识进一步发展,能够认真思考、判断、处理自己身边的问题,表现出对社会的关心。因此,青春期独立意识的发展,形成了青年人求知欲旺盛、容易接受新鲜事物等性格特点。但是由于社会环境的影响,以及经济的不独立,他们在重要问题的抉择上,仍然需要家庭、他人的帮助、指导;同时,这一时期也比较容易在不良的社会环境影响下,接受一些坏的东西,误入歧途。

(2)情绪不稳定性增加。所谓情绪,是指由于某事物引起的内心波动。引起青年情绪波动的原因,最基本的因素是青春期的生理发育与性的成熟。有人将此期归纳为四个并存:强烈的、冲动的一面与温顺的、服帖的一面并存;激烈变动的一面与十分固执的一面并存;抑制的、含蓄的内心世界与外露的表演性并存;儿童未成熟的心理与成人期成熟的心理并存。因此,注意调节和控制自己的情绪十分必要,既要以积极的态度参加有益的社会活动,又要防止在不良情绪支配下干出违法越轨的事情来。

(3)萌发对异性的关注。希望异性关注自己并受到异性喜爱,喜欢与异性在一起。我们常常会见到这样一些现象:有女孩子在场,男孩变得格外兴奋,以"男子汉"姿态博取女孩子的喜欢;与男孩子交往,女孩子更爱打扮,眉目传情,故作姿态,以引起男孩子的注目。在异性面前表现自己,互相取悦、吸引,是健康的性心理,不是"不正派"。当然,这个时期因为对性有很大的神秘感和好奇心,有时甚至会有性冲动,所以比较容易引起本能需要与社会道德规范、法律之间的矛盾。

(4)个性心理充分发展。人的性格,是指人们在对待客观现实的态度和行为方式上,表现出来的稳定的而非临时情境性的,经常的而不是一时偶然性的心理特点。不同的人有不同的性格,所以,性格是人的最重要的个性心理特征。它有明显的社会评价意义,同时受着个人世界观的制约。在青春期,记忆力增强,注意力容易集中且较敏锐,抽象思维和逻辑思维能力大大加强,兴趣、爱好更加广泛、稳定,逐渐形成了看待事物的标准,自我意识、自我评价和自我教育的能力得到了充分发展,初步形成了个人的性格和对人生和世界的基本看法。但因为意志力还不够坚强,分析问题的能力尚在发展之中,所以一旦遇到困难和挫折容易灰心,有时甚至出现理智不能驾驭感情的现象,成为感情的俘虏,显示个性尚未定型。

总之,在青春期,青年人内心精神生活充满矛盾,处于很不稳定、很不平衡的状态,涉世不深,缺乏社会经验,家长、社会和学校都应积极正确地加以引导,防止出现心理和行为上的问题,使之身心健康发展。

10. 青春期的生理卫生保健要点有哪些?

青春期的生理卫生保健要着重把握以下三个方面:

(1)要注意营养卫生。这是青春期卫生保健的首要内容。营养是保证青少年生长发育、增强体质的必要物质基础,营养欠缺会影响生长和发育。因为在青春期人体内的合成代谢旺盛,蛋白质、脂肪、钙、磷、维生素等物质的需求量都比较高,所以其营养必须做到合理科学。首先是做到一日三餐,切莫马虎。早餐的热能和蛋白质要多些,一般应配以适量的鸡蛋、豆制品或牛奶等。午餐除素菜外,应配些荤菜,食量应相当于全天总量的 1/3 以上。晚上因临近睡眠,胃肠的消化功能减弱,不宜吃得太晚太饱。其次要养成良好的饮食习惯,不仅要定时定量,还要注意克服偏食、挑食和随着情绪波动暴饮暴食或厌食等不良习惯,以防止贫血、胃肠疾病和肥胖症的发生。

(2)培养良好的个人卫生习惯。这对增进身体健康,预防疾病有着十分重要的作用。一是要讲究睡眠卫生,充足的休息和睡眠,不仅对恢复精力、体力必不可少,而且对人的发育有重要影响。青春期生长发育迅速,主要是依赖脑垂体前叶所分泌的生长素的调节作用,而这种激素主要是在人的睡眠中分泌,人在入睡后 1～2 小时内血液中生长素的浓度达到高峰。经常睡眠不足会影响生长发育。一般地讲,13～15 岁的青少年每天应睡足 9 小时,16 岁以后能睡足 7～9 小时就可以了。二是要讲究锻炼卫生。青春期的发育是一次全面深刻的量变和质变的过程,只有进行全面的、科学的体育锻炼,才能对机体产生积极的影响。应在体育老师的具体指导下,根据青春期的不同阶段选择适宜的锻炼项目。如青春前期四肢长骨长得快,而肌肉的增长落后于骨骼的生长,关节韧带的附着力较差,应选择一些轻器械项目和富有节奏感、协调性强的活动内容,如单杠、双杠、艺术体操、跳绳、短距离赛跑及一些球类活动等,以提高心肺功能,增强肌肉力量,促进长骨的干骺端增殖,改善神经系统调节兴奋与抑制平衡的能力。在体力锻炼时,应注意休息的时间及次数应比成年人多一些,以利于体力的恢复。三是要讲究口腔卫生、用眼卫生和保持正确的写字、读书和站坐的姿势,以防龋齿、近视眼及脊柱弯曲等疾病的发生。此外,还应注意养成不吸烟、不饮酒、常洗澡、勤剪指甲、勤换衣服、饭前便后洗手及保持宿舍空气流通等良好的个人卫生习惯。

(3)注意性器官的卫生。对于男性而言,主要是注意睾丸的发育,有无包皮过长或包茎,以及有无精索静脉曲张症等。如存在不正常的情况,应在医生的具体指导下予以适时恰当的处理。对于女性而言,一是要注意保持外阴部的清洁,清洗外阴一般宜用温开水,内裤不宜用不透气的布料,穿着不宜过紧。二是要预防阴道的感染,特别是注意预防滴虫性阴道炎和真菌性阴道炎。这两种阴道炎虽然病原体不同,但都是通过公共浴池、浴盆、浴巾、游泳池、衣物或不洁性交而传染的,防治的办法主要是去除诱因,阻断传染途径和积极采用药物治疗。三是要注意乳头卫生。每次洗澡都应清洗乳头,检查乳房是否有肿块,如有肿块持续长大且发展较快时应高度警惕,及早诊治。青年女子不要在乳房刚发育时就戴上胸罩或穿紧身衣服束胸,以免影响正常发育和日后功能。四是要注意经期卫生(详见第19问)。

11. 青春期的心理卫生保健要点有哪些?

所谓心理卫生保健就是根据心理活动的规律,有意识地采取一些心理学的原则和措施,维护和增进人们的心理健康,提高对社会生活的适应能力,以预防心理异常和身心疾病的综合理论和技术。因为青春期的心理所具有的一些特殊性,所以其卫生保健也有其特殊的或更为重要的内容,主要有:

(1)正确认识男性的遗精和女性的月经。遗精和月经来潮都是青春期发育到一定阶段的信号,是正常发育的男女所具有的一种生理现象,不必恐惧、焦虑或惊慌失措(详见第16~19问)。

(2)预防和戒除手淫习惯。手淫本身并不造成直接的身体损害,但若频繁手淫,尤其是形成了一种习惯,是应努力加以克服的。主要是加强意志锻炼,培养个人的"慎独"精神,积极参加有益身心健康的文化体育活动,调节注意力,增强个人控制、调节自己行为的意志力,以坚强的意志预防和戒除手淫习惯。

(3)预防身心疾病。所谓身心疾病是指那些主要或完全由心理—社会因素引起的和情绪有关的躯体疾病。这些疾病通常在身体的生理功能或组织结构上有具体而明确的损伤。它通常表现为一种内在的情绪或动机的冲突,通过心理影响生理的途径,以身体某些器官或系统的病变表现出来。

现代医学已经发现,有不少疾病的发生都与有损于身心健康的、比较持续的负性情绪(如焦急、愤怒、恐惧、沮丧、悲伤、不满、紧张等)有关,比较常见的有高血压病、冠心病、胃及十二指肠溃疡病、结肠炎、月经不调、阳痿等。青春期因为个人"独立"意识较强而主动调适能力和自控能力较差,容易受情绪支配,所以更应注意预防身心疾病,保持乐观、积极向上的情绪,遇到困难或难以处理的矛盾应主动向家长、老师请教,及时摒弃负性情绪,不被其困扰,不断提高适应能力,减少身心疾病的发生。

（4）用社会主义性道德规范要求自己,树立良好的性道德。所谓性道德,就是人类在性活动中所特有的、用以调节男女之间性关系方面的道德要求。也就是说,人类要把自然的性关系纳入人类的社会关系之中,用社会、阶级道德加以调节,使其既合乎自然,又合乎秩序。性道德是世界观、道德观的组成部分。性作为一门科学,本身是没有阶级性的,但它作为一种意识形态、一种文化,又强烈地反映出截然不同的价值观念和道德观念。不同的社会或阶级,其性道德要求也大相径庭。社会主义性道德规范和要求,突出表现在:从法律和道德上维护了男女平等的原则;在男女任何一方都不可仅从个人需要出发,把与对方的交往看作是满足自己私欲的手段,同时要求全社会正确对待男女之间的友谊,对真诚、纯洁的友谊应给予支持和提倡,防止把男女之间的正常关系畸形化;实行只有依法结婚后,男女两性才取得性生活的权利,而在这之前和之外,任何男女间性生活都是违反道德的;为了保护妇女的合法权益,任何歧视、虐待、强奸妇女的行为都是不道德的和违法的。

12. 男子性成熟有哪些特征?

除了身高、体重明显增长这些外观上的变化之外,男子性成熟的主要特征还包括:

（1）睾丸发育增大。一般地讲,12岁左右睾丸开始增长,18岁已接近成人睾丸的容积(平均19.8毫升)。睾丸容积的变化,是青春期生长、发育的重要反映。随着容积变化的同时,男子13岁以后可以出现遗精,睾丸的间质细胞开始分泌出雄性激素(睾丸酮),随着其激素在血浆中的浓度不断增加,生殖器官进一步发育成熟,并出现第二性征。

（2）外生殖器逐渐发育。一般在9～12岁以后,阴囊开始增大,伴以阴囊变红和皮肤质地的改变。12～15 岁以后,阴茎的长度和周径增加,但周径增加较长度增加缓慢。15～18 岁以后,阴茎和阴囊进一步增大,阴囊的颜色变深,阴茎头充分地发育向前伸展,脱离阴茎包皮的覆盖而完全或大部分地暴露于包皮以外,直到其外生殖器的形状和大小呈成年型。

(3)出现阴毛逐渐呈密集型分布。阴毛从青春期开始生长,它也受睾丸和肾上腺所产生的雄性激素的影响。随着性器官的发育成熟,阴毛也由开始的稀疏、纤细逐步变为密集、粗黑。典型的成年男子的阴毛通常呈尖顶三角形分布,其尖端通常达到小腹部。此外,男性在性成熟期,喉结增大比较突出,声调变粗,以后逐渐长出比较密集的胡须和腋毛等。

13. 女子性成熟有哪些特征?

从青春期开始,女子除身高、体重迅速增长以外,最初的身体变化是乳房开始发育,接着出现阴毛、月经来潮,然后是骨盆增宽。这些变化发生的时间也是因人而异,有时差别还很大。在性成熟期,主要表现有:

(1)乳房逐渐发育。从青春期开始,先是乳头突出,之后,一般在 13～17 岁,乳腺发育,脂肪和血管增多,使整个乳房隆起,同时,乳头四周棕色的乳晕逐渐扩大,乳房充分发育。大约有 3/4 的女孩直到 16～19 岁时乳房发育才接近成人。乳房发育除受激素影响外,遗传因素的影响也比较大。

(2)阴毛逐渐发育。一般在 14 岁以后,阴阜皮肤上有细茸毛分布,但不是真正的阴毛。以后在经历稀疏、浅色阴毛,到逐渐变深、变粗呈卷曲状并由少量分布变为比较密集分布几个阶段,才达到成年女性的阴毛分布状态。典型的成年女性阴毛呈倒三角形状分布,但个体差异很大。

(3)月经来潮并逐渐变为规则性的月经周期。大多数女性在 13～15 岁开始出现月经(称月经初潮),但也有早在 11～12 岁、晚的到 18～19 岁开始的。一般在初潮后的第一年里,月经周期常不规则,一般也不排卵,周期正常后任何一个周期都可能排卵。

如同男性一样,除上述特征外,女子在性成熟期,尤其在接近成年人时,第二性征更加明显,主要是骨盆变得宽阔和臀部脂肪进一步增多而使臀部增宽,加之乳房的发育隆起等,使女子表现出特有的曲线美。内、外生殖器在性成熟期也进一步迅速发育。

14. 什么叫性早熟?

性早熟,医学上主要指儿童的性腺,即男性的睾丸、女性的卵巢功能过早发育,引起生殖器官提前发育和出现副性征(第二性征)而言,如男孩长阴毛、腋毛、胡须、嗓音改变,阴茎和睾丸增大,有遗精等;女孩长阴毛、腋毛,乳房隆起,生殖器官发育和月经来潮。

目前,临床上将男孩在 10 岁以前、女孩在 8 岁以前发生性器官成熟、副性征出现的情况,称之为性早熟。需要说明一点的是,由于现代生活水平的不断提高,滋补品的摄入增多等原因,儿童进入青春期以及达到性成熟的年龄,在世界范围内有逐渐提前的趋势。因此,正常的性成熟与幼儿的性早熟,在年龄上很难绝对地划出一条分界线来。

性早熟同时伴随身体的发育和生长加速,使身体增高和肌肉发育加快,骨骼提前闭合以及较早地停止生长。这样就带来了两个现实的问题:一方面,性早熟儿童的身体发育显著快于同龄儿童,当他们同身体发育程度相仿的大孩子在一起时,其身体外形与他们认识能力、适应社会能力等方面存在着不一致性,有可能会产生种种问题。所以,有人主张在对性早熟儿童积极检查治疗的同时,应实施适当的性教育,使他们了解自己的情况,同时应使他们的父母认识到性早熟通常不会促使过早发生性行为。另一方面,当那些同龄伙伴达到青春期时,早熟的儿童由于较早停止生长,反而显得较矮小,对其身心健康都有不同程度的影响。

性早熟的原因比较复杂,有人根据其发病原因将其分为真性性早熟和假性性早熟两种。前者主要是指支配性腺活动的"下丘脑-垂体-性腺系统"由于某种原因过早活动所致,此种性早熟的性别比率是女性多于男性,为 4~8:1。假性性早熟一般是指不受"下丘脑-垂体-性腺系统"所控制,仅出现某些副性征而性腺尚未成熟(如男性仅有阴毛生长、阴茎增大而无遗精;女性有乳房发育增大,子宫、阴道及外阴发育为成人状态,有月经但无卵子排出)。此种患者在男性多由于睾丸间质细胞瘤产生过多的雄性激素引起;在女性多由于卵巢肿瘤产生雌激素增多引起。此外,肾上腺皮质肿瘤及皮质增生,应用过量的性激素,以及服用某些含性激素的补品、补药等亦可引起假性性早熟。总之,性早熟的情况比较复杂,如发现性早熟儿童,需送医院检查及治疗。

15. 什么叫青春期延迟?

青春期延迟是指身高比正常的同龄孩子矮小,副性征及性器官成熟缓慢。在看待这个问题上,需要掌握以下几点:

(1)青春期延迟的特定年龄标准目前尚未取得一致的意见。一般认为,从性和身体发育的观点看,如果青少年比其同龄儿童发育慢得多,如男性在 14 岁时睾丸还不发育,或在 19 岁还不出现骨骼生长突增的情况;女性到 14 岁乳房还不发育,或到 15 岁还未出现骨骼生长突增的情况,都可认为是青春期延迟。

（2）因为，女性月经初潮的早晚在个体之间差异比较大（详见第13问），所以，如果女性身体和性器官发育正常，即使没有月经来潮，也不能简单地认定是青春期延迟。

（3）青春期延迟对男孩和女孩的心理影响有些差别。青春期延迟的男孩，由于肌肉不发达和身体矮小，常造成社会心理问题，而女性这种心理影响相对不明显。但这并不是说女孩子发生了此问题就无关紧要。

（4）引起青春期延迟的原因很复杂，出现了这种情况应及时就医。

引起青春期延迟的原因有先天因素和后天因素。

先天因素：①先天体质因素：如父母或亲属中也有生长及性发育延迟的情况。一般身高发育和青春期开始比同龄儿童晚3～4年。②垂体促性腺激素异常因素：表现为身体矮胖，性器官发育不良。③先天性甲状腺素缺乏：俗称"呆小症"，这种患者除身体矮小外，智力也低下。④先天性促性腺激素缺乏：主要是性器官发育不良。⑤先天性性腺发育障碍：除身体矮小外，常伴有其他先天畸形。

后天因素：常常与疾病有直接关系，如营养不良、营养代谢障碍、血吸虫病、某些脑外伤或脑炎后遗症、脑垂体的肿瘤等，都可导致青春期延迟。

16. 什么是遗精？遗精有无危害？

男孩子达到一定年龄，由于生殖器官的发育成熟，在非性生活状态下，从尿道射出精液的现象，称为遗精。通常把睡眠时发生的遗精叫梦遗，清醒状态下发生的遗精叫做滑精。

遗精是一种生理现象，几乎每一个青春期的男子都会发生。青春期开始后，睾丸不断产生精子，精囊腺、前列腺和尿道球腺等腺体不断产生分泌物，当体内储存到一定量时，就要排出来。古人说"精满而自溢"，意思就是说精液多了，"容器"装不下，必然要流出来。

我国男孩发生首次遗精的年龄大都在 15 岁前后，由于自然环境和生活条件的不同，每个人首次遗精年龄的差距比较大。目前发生遗精最小的年龄为 11 岁，到了十七八岁时，95%的男子都发生过遗精。个别男孩始终不出现遗精，也不一定就是异常。已婚但夫妇分居两地的"牛郎"，较长时间未能团聚过性生活时，有时也可发生遗精现象。

有人听信所谓"一滴精液十滴血"的说法，认为遗精是伤了"元气"，以致紧张、焦虑，甚至恐惧不安，其实是大可不必的，这种说法也是没有科学根据的。精液的主要成分是水分，其中只含有很少量的蛋白质、糖类和无机盐，而且每次射出的精液只有三四毫升，丢失这么一点东西是不会影响健康的，所以不必为遗精产生紧张心理。有人认为遗精是疾病，这种看法显然是错误的。

遗精间隔的时间，每个人长短不一。即使在同一个人，在不同的时期或不同的条件下，其间隔的长短也是不一样的。多数是每月遗精一二次，也有短至三四天一次的，只要不过于频繁，都是正常的。如果出现频繁遗精，如经常间隔一二天遗精一次或一夜数次遗精，则有可能是不正常的，此时有可能出现腰部隐痛、精神不振、全身乏力、耳鸣口干等现象，这就应该及时去医院检查，以便确定有无前列腺炎、包皮或阴茎头发炎等情况，如属这些原因引起，去除病因，问题就迎刃而解了。有些未婚青年遗精过频，主要是大脑对性的兴奋性过强，与频繁的手淫有关；已婚者常由于房事不节所致。这是需要认真克服的。

在遗精的原因中，除了前面所讲到的"精满自溢"的生理因素以外,有些外界因素也常常促使遗精的发生。例如,某些性的刺激,如过多地阅读或观看撩拨人情欲的书画、影视作品、男女间过分的亲昵等,夜间也会发生梦遗,即通常所说的"日有所思,夜有所梦"。局部物理刺激因素也能促使遗精,如内裤过紧、被褥摩擦等。因此,应尽量避免这些因素,以减少遗精次数。

17. 为什么要区别滑精、尿道滴白、脓尿?如何区别?

滑精、尿道滴白和脓尿有一个共同的现象,即从尿道中排出白色的液体。在临床上,经常遇到有些人不能正确识别这三种不同的情况,从而难以做到正确对待这些原因不同、处理各异的问题。例如,有的人将尿道滴白视为滑精而惶惶不安,也有的人将脓尿误作滴白而掉以轻心,延误了诊治,所以很有必要把它们区别开来以便正确处理。

在第16问中已经讲到,在清醒状态下所发生的遗精叫做滑精。由于遗精是一种正常的生理现象,只要不是过于频繁或在有正常性生活时还频频遗精,都不必大惊小怪。滑精通常发生在生机旺盛的未婚青年男子在与情人过于密切接触,尤其是两人独处的情况下,或者是受到某些带有性刺激的影视书刊、剧照等影响,使思想过分集中于性问题而发生的。

尿道滴白是指在排尿前后,或在解大便时,尿道口流出的少量白色分泌物,这种分泌物是前列腺液,常见于前列腺炎患者。

脓尿是指尿中含有脓液,其外观混浊可见脓丝,感染严重时可有恶臭。一般的泌尿系感染不足以引起脓尿,只有在较严重的感染,如肾积脓、膀胱憩室感染等,则可出现脓尿。肾结核患者的脓尿与普通化脓感染的尿又有不同,其多为米汤样尿。

从个人自我检测的角度,如何初步区别滑精、尿道滴白和脓尿这三种情况呢?

(1)排出方式不同。滑精通常有射精动作;滴白则在排尿前后或解大便时无意识溢出;脓尿则在排尿时流出。

(2)量的多少有差别。滑精所排出的精液一般在2毫升以上,平均为3毫升~5毫升;滴白量极少,只有几"滴",不会超过1毫升;脓尿量大,可视尿液多少有所区别,严重病例多时可达到数百毫升。

(3)性状不同。精液刚射出时为灰白色,呈比较稠厚的胶冻状,10分钟左右液化变为透明,且有一种特殊的腥味;滴白为白色稀薄液体;脓尿则外观混浊,可见脓丝或呈米汤样。

另外,由于以上三种现象的原因不同,常常伴有相应的症状或表现。如前列腺炎患者常有腰酸、下腹隐痛、经常感到乏力甚至性功能受影响的表现;而脓尿患者见于严重的泌尿系感染,常有发热、畏寒、进行性消瘦等感染性疾病患者所具有的一些共性表现。

为了慎重起见,不延误诊断和治疗,当用以上判断方法仍不能明确时,特别是怀疑为脓尿和滴白存在时,到医院作检查、化验,是很有必要的,以便通过检查得到准确的诊断和治疗。

需要提及一下的是,在性冲动而未射精时,男性尿道口可流出少量粘滑液体,这是尿道球腺和尿道旁腺的分泌物,既不是真正的精液,也不是前列腺液。再就是丝虫病患者引起的乳糜尿,其外观呈乳白色并混有乳糜凝块,但并不是脓尿,应当注意识别。

18. 什么是女子的正常月经?

女子进入青春期之后,随着身体各个系统,特别是生殖器官的发育和成熟,卵巢内也不断地发生规律性、周期性的变化,这种变化表现为卵巢中的卵泡逐渐发育成为卵子从卵巢排出(通常每个月只有一个卵泡发育),即我们通常所说的排卵。排卵后,原来的卵泡腔发生变化,形成黄体。伴随这一过程,卵巢(包括黄体)产生多种激素。在卵巢发生这种周期性变化的同时,子宫内膜受卵巢产生激素的影响,开始增生变厚,并富于营养,为受精卵的到来及妊娠作好准备,如果排出的卵子没有遇到精子,那么子宫内膜就会在卵巢激素的作用下脱落,并伴随出血,从阴道流出。因为卵巢排卵的规律大约是一个月一次,所以受其作用和影响而发生的子宫内膜脱落出血也是一个月一次,因而把这种一个月发生一次的阴道流血现象称为月经。从来月经的第一天算起,到下次来月经的第一天之间的时间叫做月经周期。健康女子的月经周期为28～32天,但因人而异,短的只有21天,长的可达40天,只要月经有规律,即妇女本人月经周期的天数基本一致,都属正常范围。月经期(流血持续时间,即从开始到结束)一般为3～7天。无论月经期持续多久,都以第2～3天出血最多。每一次月经出血量一般在50毫升～100毫升,流出的经血一般是不凝固的。出血量超过150毫升或者出现较大血块都说明流血量过多,可能有异常情况存在,应去医院检查。

前面讲到的在卵巢发生周期变化中,如果排出的卵子正好与男性射入的精子相遇并结合成受精卵,那么子宫内膜就不发生脱落,而适应妊娠的需要继续发育、变化,所以怀孕后就不再来月经了。同时,受精卵形成之后,卵巢内的其他卵泡就不再发育,因此也就不存在上述的所谓卵巢的周期性变化及子宫内膜的脱落问题,故在整个妊娠期间都没有月经。这些都是在神经内分泌系统调节下进行的,十分复杂。

为观察身体变化,便于对医疗保健提供资料及婚后预测排卵期,提高避孕效果,女性应养成记录自己月经史的习惯。月经史的内容有:初潮年龄、每次月经日期、持续时间;有无痛经、下腹痛、非月经期阴道出血;是否经常抑郁、头晕、焦虑、体重增加;何时乳房胀痛;避孕是否引起月经变化等。

19. 月经期会有什么不适吗? 应注意些什么?

月经是女子特有的一种生理现象,规则的月经周期是女子身体健康的标志之一。在月经期一般并无特殊的不适感觉。但有些女性可能会有下腹部及腰骶部沉重、下坠的感觉,这种感觉可随经血逐渐排出很快减轻;有的人在月经第2~4天可以出现头痛、失眠、心悸、精神抑郁或者性情烦躁等;还有的出现乳房胀痛甚至手足发胀的感觉等。这些都与月经周期的激素改变有关,饮食稍清淡些或在医生指导下服用少量利尿剂即可减轻,不必为其忧虑、担心。

当然,月经期毕竟是一个比较特殊的生理过程,此时大脑兴奋与抑制的平衡受到影响,体力减退,身体抵抗力也有所下降,尤其是月经期子宫内膜脱落后子宫腔内留有创面,子宫颈扩张时阴道内经常有经血排出,如果不注意经期卫生,细菌很容易趁机侵入,从而引起感染和其他妇科疾病,以致影响日后的健康甚至生育。因此,在月经期应认真注意下述问题:

(1)活动要适度,避免疲劳过度及剧烈运动。

(2)精神要愉快,心情舒畅,保持稳定的情绪。

(3)要多吃些富有营养、易于消化的食物,多喝开水,多吃蔬菜和水果等,不宜食生冷和辛辣等刺激性食物。

(4)要注意保暖,避免寒凉刺激,特别是脚、腰、小腹部更要防止受凉。

(5)尤其要注意生殖器的卫生。外阴部每晚用温开水清洗保持清洁;月经带要干净、合体,月经纸要选择柔软、干净、易吸水的;洗澡选择淋浴,经期不要游泳;大小便后要用干净的手纸擦拭外阴,不要把肛门处的细菌带入外阴部;月经期不要过性生活。

(6)对影响正常生活的痛经、功能性子宫出血、病态的闭经、经前综合征等,应给予积极的诊治。

20. 什么是痛经?治疗的原则是什么?

有些女子从来月经前三五天开始,到月经结束时,产生下腹部疼痛症状,称为痛经。有人统计,约有30%的妇女在经期中可出现相差悬殊的痛经症状,但大多数较轻微,不需要休息,也不需要服药。症状较重,必须休息或服药治疗者只有3%～5%,这类女子往往伴有头痛、恶心、呕吐、腹泻、无力、腰痛、腹部重压感等不适症状。

造成痛经的原因大致可分为两类:一类是生殖器官病变引起,如子宫发育不良、子宫内膜异位、盆腔炎症或淤血症;子宫颈狭窄或先天性无阴道、处女膜过厚等引起的经血排出不畅;子宫或卵巢肿瘤等。另一类是尚不十分明了的原因引起的原发性痛经,一般认为属功能性因素,少女的痛经大多属于这一类。当然,痛经与心理因素、精神紧张、恐惧情绪等也有很大关系。

有的女子婚前来月经经常有痛经,但婚后消失,或者是经过一次分娩后疼痛就不再发生了。这可能是由于机体内分泌有了调整,血液供应有改善以及产后子宫颈变得较宽,经血易于流出等因素,有助于痛经的缓解。当然,这并不是说痛经一定要熬到结婚生育之后才能解除,也不是说结婚生育之后痛经都可以解除。一般地说,痛经易发生在月经初潮后的1～2年内,一旦女子发育成熟,痛经即会自然消失,并非一定要结婚生育才能消除。有些少女常常因为对月经产生的生理知识不了解,来月经时紧张恐惧,因而引起痛经。对这类痛经的人,只要解除思想顾虑,使她们了解月经是女子的正常生理现象,痛经可以自然消除。应当注意,结婚之后很少有"原发性痛经",如果再有痛经,则常常是由于某种病变引起,故称"继发性痛经",应当进一步检查治疗。

痛经的治疗原则是:如果经检查没有生殖器官的病变,痛经属于"原发性",则首先应从精神心理上解脱一下。紧张、恐惧、疑虑会增加疼痛;放松、坦然、愉快会减轻不适。避免受凉和过于劳累,注意休息,适当安排时间观赏文娱节目和体育比赛等,都有药物所不及之功。因此,一般情况下,痛经不必服用药物。对于较严重者,可在医生指导下适当服用一些药物缓解疼痛。对因生殖器官病变引起痛经者,应去医院明确诊断,重在治疗其根本,不宜自己随便服用止痛药物,以免耽误疾病的治疗。

21. 什么是白带?白带异常时如何处理?

女性的子宫颈和子宫内膜的腺体以及阴道壁都能不断地向外分泌粘液,加上阴道上皮细胞在雌激素的作用下有周期性的脱落,脱落的上皮细胞和分泌的粘液混合在一起,就成了绵绵不断的白带。女性从青春期发育开始,白带如同月经一样,始终若即若离地陪伴妇女终生,所以有人说,白带与月经就如一对"孪生姐妹",它们既反映了妇女生理健康的素质,又是某些妇科疾病的征兆。白带与月经所不同的只是月经每月只来一次,数天之后便"走"了,而白带则是阴道里的"常驻客户"。

情窦初开的少女,随着月经来潮,阴道里时有白带分泌。有些姑娘因为缺乏生理卫生知识,把白带视为见不得天日的淫秽之物,甚至感到羞涩和惶恐不安。其实,白带也是女子正常的生理现象,正常的白带无味、无刺激,它不仅能保持阴道的湿润,而且还是妇女保健的一道"天然屏障"。因为阴道脱落的上皮细胞含有糖,被阴道杆菌分解为乳酸,使阴道保持酸性环境,多种致病菌,如大肠杆菌、真菌等无法在阴道内生长繁殖。

白带分泌的多寡以及性状、粘稠度等通常与月经周期息息相关。青春期的少女,月经期不稳定,卵巢的功能尚不健全,白带就稀少淡薄。性发育成熟的女子在排卵期白带极度稀薄而清澈透明,好似鸡蛋清样;排卵后 2～3 天,白带逐渐变得粘稠、浑浊,量也大大减少。另外,白带的多少与性意念、性活动也密切关联。待嫁的妙龄姑娘春情洋溢,热恋之中的女子情侣亲昵,频繁出入灯红酒绿的社交场合的青年妇女,都可能因为性意念增强,激发体内雌激素水平的升高,白带自然多一些。蜜月期的性生活频繁,坠入情海波澜,也自然激惹白带分泌增多。

上述这些正常的白带分泌和白带增多现象,都是妇女身体健康的生理显示,不必忧心忡忡。倘若没有这些明确的"内外因素"影响,白带分泌增多,尤其是白带发生了气味、色泽、性质的变化,并伴有腰酸、腹痛、外阴痒等症状,就是白带异常了,应当及时就诊以获得明确的诊断和妥善的治疗。因为此时这些症状通常反映了生殖器官或泌尿系统的炎症,比较常见的是:各类阴道炎,尤其是滴虫性阴道炎、真菌性阴道炎,前者白带增多且呈灰黄色、带泡沫、有臭味,后者白带呈白色豆腐渣样,查白带有孢子;盆腔炎患者白带增多,时常伴有明显的小腹疼痛和腰酸;淋病、非淋菌性尿道炎患者,不仅白带量和气味变化显著,还常伴有尿频、尿痛等症状。

22. 什么是性变态?

男女之间,由于性情感驱使所发生的行为动作,称为性行为。这些行为包括情侣之间深情的依偎、温柔的爱抚、亲密的拥抱、热烈的亲吻,以及夫妇之间以阴茎和阴道接触为主的性交行为(即通常所说的性生活),这些都是正常性行为。因为,人类的性行为必然要受到所处的社会文化、环境的制约,所以,人们一般都知道只能怎样做和不能怎样做。凡是不符合特定文化环境的一切性行为,都是异常性行为。

性变态,又称性畸变或性倒错,为异常性行为。它是指一些人在性心理和行为上,不是通过人类异性间的性器官交媾来满足性生理需要,而是以其他的一些异常方式来获取性满足或性快感的异常现象。国内有人将变态性行为分为三类,即性行为角色异常、性行为取向异常和性行为偏好异常。从具体的表现来说,比较常见的性变态主要包括:

(1)同性恋。表现为同性别之间有超乎寻常的爱慕接触与肉体亲昵的性行为。男女各自都会发生这种行为。同性恋者是当前艾滋病传播和发病的高危人群。同性恋表现多种多样,如有的是单一同性恋,即同一性别之间长期发生性行为的;有的是精神性同性恋,同性恋之间只有性爱的欲望,而没有具体的性行为的;有的是同性恋与异性恋同时并存的。

(2)恋物癖。男性较多见,是指以搜集珍藏异性的衣物,尤其是女性的乳罩、内衣、短裤等,并通过对这些物品接吻、玩弄等方式来满足自己的性兴趣和性欲望。

(3)露阴癖。也多见于男性,是以向异性显示、暴露自己的生殖器来获得性快感和性满足的行为,但并不追求与异性发生性关系。

(4)窥阴癖。一般多见于男性,是指想方设法偷看女性小便、洗澡、更衣等活动,但并不谋求与对方发生性关系,只是用窥视的行为来满足自己的性欲望。

(5)施虐癖。在男性和女性中均可以发生,当事人用虐待或加害他人等行为,向性对象施加肉体或精神折磨,从而获得性快感和性需求。

(6)受虐癖。是指心甘情愿地需要对方向自己鞭挞,从施虐待的一方的性虐待和加害中,从自己的精神和肉体的痛苦中得到性快感和性满足的,如要求对方抽打、咬自己身体的某些部位。受虐和施虐可能会出现在同一个人身上。男女均有。

(7)异装癖。男性和女性都存在。当事人穿着异性的衣服,把自己打扮成异性,模仿异性体态行为并以异性自居,从中获取性满足和性快感。

上述变态性行为产生的原因,目前还不十分清楚。有关专家认为,异常性行为主要起因于童年的经历,与基因、染色体和性激素无关;除了在性欲、性欲对象和性欲满足方式上表现与众不同外,其他人格特征与正常人没有显著差别。但性变态同疾病一样,使一个健康人产生了一种扭曲的性意识、性概念、性心理和性行为,社会有责任用科学的办法如采用心理治疗,来解救他们。

23. 什么是手淫?如何看待手淫?

手淫是一种在性冲动时,用手抚弄生殖器从而达到自我发泄性欲的举动。国内也有人强调,抚弄生殖器的动作这个现象本身不算手淫,只有通过这种动作使男子出现射精,女性得到了性的满足,才被视为手淫。此现象一般多发生于青少年男女。

手淫对身体有无危害的问题,一直有不同的见解。近年来,国内外专家比较一致的看法是:手淫只不过是发育到一定年龄后,自然形成的一种欲望。因此,不要有过多的顾虑。然而,谁也不能否认过度手淫对身体是有害的。

偶尔手淫属于正常的派生性活动,未婚男女处于性器官的不断发育时期,容易产生性冲动,加之好奇心理,偶尔手淫,可以看作是一种自发的自慰行为,根本不必为此而自卑、自责。它不危害身体健康,就是精液的排放也绝不会使人"丧失精华"而变得虚弱,也并非道德败坏,把它看作一种生理活动是最合适不过了。近来,有专家甚至认为,对于已婚夫妇而言,大多数夫妇的性活动仍以性生活为主要方式,但也仍有部分夫妇有偶尔手淫的体验,其目的在于作为一种性满足的补偿手段(夫妇双方性能力不同、性欲望产生的时间不一致,或由于较长时间的分居等)。

尽管如此,如果过分追求性快感,不加控制,进行手淫会带来内心冲突和不良体验的心理刺激,使中枢神经系统长久地处于兴奋状态,久而久之,就会使人感到头昏脑沉、疲乏无力、失眠、注意力不集中乃至焦虑、自责等,影响青年人保持健康的体魄和充沛的精力。同时由于在频繁的手淫过程中,性器官经常处于充血状态,易促使男性前列腺炎等病发生,而女性又可因手淫将病原体带入阴道,容易造成月经过多、泌尿系统感染、阴道炎症等。

诚如一位专家告诫青年朋友所说的那样,过频的手淫或手淫习惯毕竟使人过分地陷入性的兴奋,如果能把这种"过剩"的精力运用到学习、健康的文体活动中去,岂不更好。

24. 未婚先孕有什么危害?已经发生了未婚先孕应如何处理?

人到青年,钟情和怀春乃是至洁至纯的表现,特别是对爱恋中的青年男女,性的欲念会有不断发展的趋势。但是,爱情与性欲不是一码事。有些青年男女误以为以身相许是爱的象征,把性行为看作是对爱情忠诚的表示,往往在意洽情浓之时,便越过雷池,造成了未婚先孕。对于这种结果,这些青年人回答说"我们没想到会发生"。其实,应该想到只要有性生活就可能会受孕,即使某种"尝试"或将精液射于外阴,亦有可能受孕。更应该知道,"偷吃禁果是苦涩的"。其危害是:

(1)由于担心其他人知道,女青年往往舍近求远偷偷请人做人工流产,事后又想不声不响地坚持去上学或上班,因为得不到应有的休息和足够的营养,容易染上多种疾病,有可能后悔终生。至于个别人私自采用别的非科学方法堕胎的,其后果更是不堪设想。

(2)人工流产虽然是一种比较可靠的补救方法,但也有少数并发症(子宫穿孔、出血、流产不全及重复搔刮、继发感染)发生。这在年龄小、妊娠月份大的初孕者、在屡次流产而又频度过密者较易发生。

(3)少数年轻的未婚先孕者可能将妊娠带到足月,这会使孕妇患妊娠高血压综合征、胎儿低体重等发生率增加,属于"高危妊娠"。

(4)未婚先孕给女青年造成了很大的精神压力,使其陷入困境,特别是负心男子最终将女子抛弃时,女子往往会饮恨终生,甚至去寻短见。

(5)婚前就体验性生活,有意或无意地降低了夫妻间亲密行为的价值,使"洞房花烛夜"黯然失色,也会为爱情投下卑俗的阴影。这种没有法律和道德的保证,甚至会发展成为一种危机,即使是他们谁也没有抛弃对方,而这最初的不正常的性行为可能会遗留对性生活的厌烦、憎恶和恐惧,带来婚后的性功能障碍。

可见,婚前性行为不仅会践踏个人和社会的道德准则,也关系到未来家庭的和谐与幸福。当然,作为家长、亲属、医护人员乃至社会,总是要帮助姑娘解脱难堪,维护其健康,尤其是家庭及未婚先孕者本人,都应冷静、理智地正视现实,妥善处理好妊娠,既不要威胁、辱骂、恐吓,也不要错上加错,如私自堕胎、隐瞒拖延等。有关专家提出以下忠告:

(1)中止妊娠(人工流产或引产)越早越好,因为损伤小、出血少、并发症少,而且术后恢复快。现今的医疗手段,可以中止任何阶段的妊娠,但决不能屡次施行,即使是已婚妇女,人工流产也只能作为避孕失败后的一种补救措施。

(2)千万不要自行胡乱堕胎,或请巫医神汉、"地下"堕胎者处理,因为那样会引起大出血、子宫严重损伤、败血症等危及生命的惨痛后果。应当强调,中止妊娠必须到正规的医所机构,由妇产科医师实施,即使是口服药物进行人工流产,也应遵照医嘱执行。

(3)如妊娠已属于晚期,应住院遵照医生意见处理,以便减少和及时处理产科并发症。

25. 怎样避免未婚先孕?

(1)避免未婚先孕,要以心灵中坚实的道德伦理防线为基础。人和动物的最大区别在于人类具有思想,可以通过思想即理智来规范自己的行为。人类的爱情已远远超脱了简单的性欲引力,而含有广泛深刻的社会内容和美学色彩。应该树立正确的恋爱观,绝不能把男女相爱理解为性刺激。那种只顾自己满足性欲,不顾纯洁的感情和对方幸福的低级庸俗行为,是和我们社会主义国家提倡的伦理道德背道而驰的。那种所谓以"怀孕来确定关系",来表示所谓"忠贞"和"爱的深度",更是荒唐。倘若双方感情并未诚笃成熟,那么,这可怜的腹中之物又能成为多重的筹码呢?

(2)必须加强个人的意志锻炼,在感情冲动面前要有意识地控制和克制自己,决不让感情的野马随意驰骋。心理学家曾经告诫婚前青年,在这个过渡时期,最好让性本能暂时抑制。鲁迅先生也曾说过:"哪怕是对自己微小的克制,也会产生巨大的力量。"培根则强调要用"伟大的事业抑制这种软弱的感情"。这些嘱托中所蕴含的哲理是值得寻味的。

(3)学会用分散或转移自己注意力的办法来回避性冲动。比如从僻静的角落走向人多的场合,从卧室等无他人在场的房间走向阳台;谈话的内容从穿戴打扮、婚房布置转向工作、学习等,都有利于转移注意力,冲淡性冲动欲望。通常说来,在热恋中男青年较女青年的性要求强烈,这是生理特点所决定的,但人的理智和情操是完全可以克制住这种冲动的。当男方的冲动要发泄时,女方应规劝男友,直接拒绝而决不能迎合。这就要求女青年始终保持冷静清醒的头脑,对男方的热恋保持必要的距离和戒备。如男方要吻自己,不要让他吻的次数太多,时间太长;婚前拥抱时要把手臂抵在男方的腋下,让其手停留在女方肩部以上部位,如抚摸秀发等,有向其他部位抚摸表示时,可以立即把他推开;应坚决避免男方抚摸乳房和下身等敏感部位。与男友独处时,应避免袒胸露背,也不要穿薄如蝉翼的衣裙,以免引起男方太多的想象而引发性欲冲动。

26. 性生活反应过程如何分期?各期的生理反应有哪些?

20 世纪 60 年代,被誉为性科学研究权威的美国妇产科专家玛斯特斯(Masters)和他的妻子约翰逊(Johnson),根据多年对人类性生活的实验研究,按照性生理变化的顺序和特点,把一次健康而完全的性生活分为四个紧密衔接的阶段,即兴奋期、持续期、高潮期和消退期。这个程序有助于人们理解性活动期间发生的解剖学和生理学方面的变化。当然,性反应周期的各个阶段是人为规定的,相互间并不总是可以极明确地加以区别的。同时,人与人之间可以有很大的差异,即使同一个人在不同时间、不同环境中,各期的时间、性反应的程度也都存在着相当大的差别。各期的生理反应有:

(1)兴奋期。是指夫妻双方的性欲互相被唤起,产生性的兴奋和冲动。主要是性生活的准备阶段。兴奋由肉体或精神方面的性刺激所唤起,身体的密切接触,尤其是性敏感区的抚摸、接触和刺激,以及能够通过思维和动情激起性兴奋的语言等,都可使夫妻产生强烈的性兴奋。有时候,兴奋期可以极为短暂,并很快进入持续期;有时则可在一个较长的时间中以渐进的方式进行,缓慢启动。

血管充血是兴奋期的显著反应。男性的性兴奋期很容易识别,主要是以本来松软的阴茎变得坚硬勃起、体积显著增加为特征。这是因为性欲冲动时血液流入量大大超过流出量,阴茎的海绵状组织因充满血液而使阴茎膨胀、增粗而坚硬勃起。同时,因阴囊壁内肌纤维紧缩,使阴囊连同睾丸一并上升,更贴近身体。尿道口出现透明的分泌物。与其相对应的,在女性则是大小阴唇、阴道、阴蒂和乳房都开始充血,阴唇增厚、饱满,更富有弹性,并向两侧张开使阴道暴露更充分。阴道伸长,内2/3段扩张、充血特别显著,有大量滑润性液体从充血的阴道壁渗出来。阴蒂增大并有勃起,但不像阴茎那样迅速和坚挺,仅仅是轻度甚至不易看出。乳房由于静脉血的充盈也呈现肿胀状态,输乳管周围的平滑肌的收缩,还可使乳头竖起。

在兴奋期,除了生殖器官充血以外,无论男女,随着性兴奋程度的增加,全身也产生一系列改变,包括呼吸变粗,心跳加快,血压升高,全身肌肉变得紧张。皮肤可以出现红色丘疹等充血反应,称"性晕",特别好发生在胃脘区、乳房和胸部。女性的面部表情常常红润而媚人。此时常感到周身发热。

不论男性还是女性,兴奋期的生理变化既不是持续不变,也不总是越来越加强。精神涣散或体质衰弱者可能会减弱性紧张度,如外来的声响,位置的移动,肌肉痉挛以及直接的性刺激节奏和方式的改变等,都可能对性兴奋产生一些影响。

兴奋期一般需要 5~10 分钟。

(2)持续期。也称平台期或高涨期,是兴奋期的持续发展过程。双方有力的拥抱和阴茎插入后有节律的抽动,使得双方的性敏感不断增强,诸多性生理反应进一步得到加强,如全身性的肌肉紧张,心动过速,换气过度及血压升高。男性的阴茎进一步膨胀,由于静脉淤血使龟头颜色加深,睾丸因充血变得增大并继续上提,尿道口常常有少量粘液流出。女性的阴道外 1/3 显著充血、肿胀而又极富弹性,造成阴道口的紧缩,加之阴蒂向耻骨联合方向牵动回缩,使阴道口加强了对阴茎的"紧握"作用,两者更紧密接触而增加摩擦。阴道内 2/3 处更加扩张,这时阴道形态由圆柱状变成一个倒置的梨状,子宫也相应提升。乳晕肿胀明显,乳头变硬更加竖起。乳房继续增大,没有授乳史的妇女,其增大的程度较曾有授乳史的妇女更为显著。

性生活时,女性一般取仰卧体位。阴茎的插入使小阴唇向下推移,牵拉着阴蒂包皮下移,阴茎的抽动导致阴蒂包皮的移动,摩擦着阴蒂而引起性的刺激增加快感。因为阴茎并不直接接触阴蒂,所以阴蒂的大小与性乐趣的获得并无明显关系。

持续期特别是接近高潮时,情绪激动已达到顶点,兴奋已到白热化程度,只要稍微一点性刺激,就可出现较大的反应和获得性的快感,呼吸深快,肌肉高度紧张,双方紧紧拥抱,躯体偎依紧密,女性常常不由自主地发出娇吟及低喊声,且有失去自制约束的倾向,这时,男方的动作稍变粗野也容易接受,并无不适感觉。

(3)高潮期。是一个急剧转变的过程,是性快感体验的最高阶段,时间很短,只持续几秒钟。此期,男女两性会阴部肌肉与阴茎和子宫、阴道肌肉等一起产生有节律的收缩,间隔时间每次约为 0.8 秒钟,收缩次数不等。此时,男女的情绪激动和呼吸、心率、血压的变化达到最高点,面部潮红,胸腹部红晕,全身出汗,有的甚至大汗淋漓;面、躯体和四肢肌肉带有不由自主的轻微抽搐,肋间肌的抽搐可引起短促的发声。

男性的性高潮期局部表现是生殖管道各部分一系列的协调动作,将精液有节奏地排出尿道(即射精),并产生一种周身极度舒适的感觉。这个射精是由紧密衔接、毫无间隙的两个过程组成:首先是附睾、输精管、射精管及精囊腺的平滑肌按一定顺序收缩,将精液驱入尿道,与此同时,膀胱括约肌收缩,防止精液逆流膀胱(此时男性体验到一种射精不可避免的感觉,而且是一种特殊的情欲的快感)。紧接着阴茎海绵体强烈而有节律地收缩,精液经尿道有节律射出来。此时女性常能感受到这种节律性的收缩,并产生一种特殊快感。

女性的性高潮期主要是以子宫、阴道周围肌肉、肛门括约肌以及盆底肌肉的节律性收缩为特征,先强后弱,间隔与男性射精相同,但肌肉收缩的次数往往比男性次数多,时间也稍长一些。高潮期女性的阴蒂并不勃起,已经做了子宫切除或阴蒂切除术的女性,仍然能发生性高潮。

在性高潮时,男女的感受不尽相同,男性的感觉主要是极度的独特快感,而女性的体验主要是极大的舒适感和最大的满足感。关于性高潮的神经生理机制,至今仍不十分清楚。但可以推测,建立于兴奋期与持续期的性欲奋发和性冲动一旦达到一定程度,就通过神经反射触发性高潮的到来。

(4)消退期。是性生活过程结束或告一段落的时期。男女双方的情欲均趋向平复,呼吸、心跳和血压逐步恢复至正常状态,性器官充血现象逐渐消失,全身肌肉放松,处于疲倦状态,极易入睡。此期需5分钟左右,但女性比男性的情欲消失得要慢一些。

男性射精后阴茎内动脉血管收缩、血流减少,静脉回流增加,阴茎即变软,并逐渐变小,常自动退出阴道口。此时男性立即进入一个"不应期"。这个"不应期",也只有男性有,即性高潮射精过后,阴茎在相当一段时间内不能被情欲调动而再次勃起。这个时间可以持续几分钟到若干小时,其长短与年龄、体质、情欲激动程度及性生活的频度有很大关系。对大多数男性来说,这一时间随着年龄的增长而延长;而数小时内重复性生活者,每次重复射精后的不应期逐渐延长。在同一个人的不同时间以及不同的人之间,不应期的长短也有很大差异。

女性没有明显的不应期,具有多次高潮的潜力。如果再唤起性欲,还可以继续达到一个或几个性高潮,但充血程度不一定一次比一次强烈,更不能说只有多次的性高潮才是正常的反应。

消退期所发生的解剖学和生理学上的变化,是兴奋期和持续期的相反过程。在男性的性消退表现为阴茎收缩,使充血作用迅速减弱,勃起很快消失,随后肿胀消退,睾丸体积缩小并降入阴囊正常位置。女性随着性高潮的消退,肌肉收缩减弱,血流排离充血组织,乳房肿胀消失,子宫回到原来位置,阴道开始缩短、变窄,阴蒂也恢复到原来状况。

27. 男女性欲的差别主要表现在哪里？

由于风俗习惯、生活环境和所受教育的不同,在社会生活中,男女之间在心理、行为习惯及志趣方面已经存在着比较大的差异。性既属于一种先天的本能,同时又受社会文化、环境、观念等诸因素的影响和制约,加之性反应过程中,需要复杂的神经、内分泌作用的参与或调节,因此,男女之间在性欲上也同样存在比较显著的差异。主要差异有:

(1)从性反应的过程来看。男性经常有性的冲动和满足性欲的要求,女性即使有一些性的欲望大多也比较微弱,需通过性刺激才能逐渐发展和增强;通常男子性冲动强,达到高潮所需的时间也短,往往在几分钟之内就能射精,比较容易体验到高潮期的快感,高潮之后,随之欲望立即消失。而女性则相反,性冲动微弱,性反应较慢,一般要经过10多分钟,甚至半小时以上方能达到高潮(而且大多数女性并不是每次性生活都能达到高潮),维持在高潮阶段的时间较长,消逝也比较慢。男子欲望和快感都集中在性器官上,一有冲动阴茎立即勃起,要求马上进行性生活才能满足欲望;女子性欲要求比较复杂和广泛,通过男子的亲昵爱抚才能使性欲唤起和提高,必须达到一定程度后快感才比较集中在性器官上,才愿意进行交合。

(2)从少男少女的年龄增长,尤其是婚后所反应的问题看。女子虽然进入青春期较男子稍早,她们同样经历明显的身体增高及对性的突然兴趣,但与男孩相比,其性意识唤醒较慢,她们主要专注于精神上的"恋爱",追求高潮的迫切感显然不太强烈,所以女子中手淫的人数则较男子为少。

新婚之夜的初次性生活,对于男子而言只要有了插入之后的射精过程,虽然知道自己还没有达到驾驭这种活动的能力,但这种初步体验往往会强化追求这种生活的强烈欲望。而初次性生活往往会令女子失望,不仅仅没有高潮,甚至没有多少阴道的快感,她们会因为未能享受到什么乐趣而感到惊讶。

婚后早期,年轻丈夫的强烈性欲每每支配着这一时期的频繁性生活,但这时女性经常会因丈夫迅速的唤起、频繁的要求,特别是射精过快而苦恼和不满足,甚至有时可能会予以拒绝。如果双方不注意协调,久之会引起双方不快,影响夫妻关系。

可以产生差异的第二个年龄阶段为 30～40 岁前后。据统计,20 岁左右的男性性欲要求最高频度平均为每周 3 次,这样维持到 30 岁,然后渐渐下降。而 20 岁左右的女性平均每周只要求 1 次,然后性欲渐渐增加,直至 30～40 岁,最高要求每周平均 2 次高潮。有人认为,女性在 40 岁前后达到她们性反应的高峰期,阴道润滑频繁发生,多次性高潮经常出现,对性的兴趣比原先更浓厚。这往往不是生理因素决定的,更可能是心理压抑感和障碍一扫而光,不再故作矜持的缘故。而这个年龄时期的男子有些已"走下坡路"。因此,这一时期是性生活同样需要认真协调才能达到和谐的一个特殊阶段。

进入绝经期后的夫妻,生理状况发生了变化,但由于长时期生活经验的积累和生活中理性成分的增加,只要双方感情融洽,尽可能保持比较规律的性生活,虽然频度上逐渐减少,但通常并不导致难以协调的差异和矛盾。只要他们能认识到与年龄相关的正常生理变化是自己生物节律变化的结果,而不是爱情或相互吸引力变化的结果,就能正确对待并探索作爱方式及技术上的更新,从而增进配偶间亲昵的关系和性满足的程度。

上述所言,只是从一般的看法上讲的。必须说明,这些差别对于建立在倾心相爱和尊重基础之上的夫妻来说,绝不是不能协调的,而事实上在现实生活中绝大多数夫妻完全能够通过双方的共同努力和摸索,比较自然、平稳地调适而趋向于彼此适应,进而达到满足、和谐,这是不必太多顾虑的。

28. 怎样看待男女性欲的差别？夫妻之间如何协调和配合以消除这种差别带来的影响？

对于男女之间存在的性欲差别,不必过分夸大。因为美满和谐的性生活,是情爱甚笃的夫妇之间一种高层次情感的交融,所以只要双方相互尊重和理解,在性关系上坚持人格上的绝对平等,互相关心、体贴和谅解,在掌握了一些必要的性知识并经过一定的调适之后,完全可以找到相亲相爱的"舞步",一般意义上的"性欲差别"并不会造成什么影响或障碍。关键是取决于夫妻双方的感情。真挚的感情,和谐的生活,不论新婚燕尔,还是老而弥坚,爱情的小屋都是两个人共同营造的。但对另一些夫妻来说,这种差别又不可忽视。因为,在现实生活中确有一些人或因为夫妻性关系上的支配欲过强,或因为缺乏必要的性知识,造成性生活的不和谐而使感情淡漠、疏远,甚至破裂,所以,了解、掌握以下一些知识,对于正确看待男女性欲的差别,加强夫妻之间的协调和配合,减少乃至消除这种差别带来的影响是很必要的。

(1)尽管由于长时间条件反射的积累,女性的性反应能力受到一些抑制,相比较而言,她们的性意念没有男性那样容易唤起,但性反应的刺激模式相似。无论新婚或共同生活多年的夫妻,在性生活的准备阶段,都应努力耐心地做好"启动"工作,相互"唤起"。这种亲昵爱抚活动必须有足够的时间,如果忽视了这些准备,无疑会使双方丧失或减少情欲的乐趣(具体方法参见第48～50问)。

(2)在性反应的性高潮期过后,由于女性消退期较慢,需要性爱后的温存,男性应该充分了解和重视这一性生理和心理特点,在消退期应继续给女方以性活动的抚摸、亲吻和拥抱等,不要只顾个人休息而立即独自入睡。

(3)新婚蜜月期间,夫妇之间的新鲜感、神秘感都比较强烈,机体又处于旺盛状态,性生活次数比较频繁是常见的现象,无论哪一方主动都不必大惊小怪。但由于缺乏经验,通常不会有太高的质量,只有经过一段时间甚至较长时间的摸索和适应之后,才能找到双方都能愉快和满足的频度、方式、时间、技巧和规律。因此,蜜月期间的性生活质量决不代表今后的质量。不了解这一点,就会给双方造成心理上极大压力。有一点必须提醒,处于新婚蜜月期间的夫妻在性生活上相互体谅和关心尤其重要,特别是男方要多尊重女方,不要勉强从事,更不能在妻子月经期身体不适等情况下强迫从事,因为处理不好这一期间的性生活,有可能会使妻子产生一些误解,导致情绪沮丧,甚至产生厌恶情绪,最后有可能发展成性厌恶或性冷淡。一些因性生活不和谐而导致离婚的妻子,她们不满的理由常常是:婚后的丈夫不关心工作、学习,全神贯注于性生活,没有出息;丈夫对自己并没有感情,不会尊重人,仅仅是把妻子当作泄欲的工具等。

(4)一些文化观念强加给男子独特的精神负担是男方应该使女方得到性满足。这往往造成男子的性恐惧和操作焦急。这种畏惧心理尤其表现在担心射精过快,女方得不到满足。事实上,任何一对夫妻都不可能每一次性生活都能使双方达到高潮,尤其是女性不可能每一次都能达到"心醉神迷"的地步,何况高潮的创造,不只是男子的责任,而是需要双方的努力与合作。按照正确的解释,性生活的目的原本是为了获得忘我的心灵陶醉(亦即情感的高度交流),而并不在乎是否能达到高潮。了解这一点可以减少误会,以加强相互的体贴和鼓励。

有必要说明一下,在一部分夫妻中,婚后的前几年都可能存在射精过快的问题,单纯地克制性欲减少性生活的次数不一定有助于解决问题;相反,在不影响健康的前提下,适当地增加一些次数反倒可以延缓射精的时间。当然,这只适用于一部分人(对"早泄"的处理参见第 65 问)。

(5)尽管年龄对性欲、性活动有一定的影响,但任何一对夫妇都不要把年龄对性生活的影响看得太重。其一,性活动的年龄跨度是相当大的,因人而异,有很大的伸展性,性能力与年龄并不完全平行。性生活的质量受许多因素影响,如体力、环境、情绪等,而夫妻之间的感情又是第一位的要素。促成男女双方彼此身体接触的最大动力,在于心与心的真诚交流,也惟有使彼此的心紧密地结合在一起,才能顺利地培育性生活中的亲密性以及体验到它所给予的欢愉。人们大可不必用年龄这个机械的数字去衡量夫妻间丰富多彩的性的交流及感受。其二,尽管有些 30 岁之后的男子对"频度"的要求有所减少,有些 40 岁左右的女子要求"比较强烈",但由于婚后较长时间的经验积累,尤其是相互的适应,性生活的次数不是第一位的。恰恰相反,善于总结和探索的智者,往往会利用这一差异,使夫妻间的性生活更加协调起来。中年以后,男子阴茎勃起费时稍长,高潮的到来也慢了一些,而女性感受高潮的能力随年龄增长而有所加强,以致"性前戏"需要更多的时间。这意味着为双方提供了更多的温存和想象的机会,他们知道什么是他们最愉快和最需求的,此时的一言一行,对于两个人都是给予、接受和分享,而不是谁服从于谁,谁满足于谁,双方惟一互相关照的方法是理会对方的需要。

就像谁也不敢预言谁在什么时候一定会患什么病一样,

夫妻之间谁也不敢预言谁先失去性欲和能力,这不是单纯凭年龄就能推测判断的。即使由于年龄因素而影响性生活某个环节的时候,只要不带有对年龄差异的偏见,夫妻之间总会找到适宜的调适办法。如进入绝经期的女性可能会出现阴道湿润不足,则少量的润滑剂即可解决问题。即使真正进入老年以后,相亲相爱的夫妻仍可找到适当的作爱方式及规律。

29. 正常性生活应具备哪些基本的生理和心理条件?

性生活不仅是男女性器官的接触和活动,而且是一个十分复杂的生理和心理活动过程。这个活动必须有一定的"物质基础",如良好的健康状况、健全的性器官、足量的性激素、灵敏的神经反射等。同时,性活动过程中又包含着丰富的性心理活动,如思维、意识、情感、动作、环境及语言等。

正常的性生活必须具备以下基本的生理和心理条件:

(1)健全的性器官。性器官是性生活的"工具"和"场所",健全的性器官是正常性生活的必要条件,所以,婚前检查重要内容之一就是检查男女的性器官状况。性器官的缺失、畸形,甚至某些疾病都会不同程度地影响性生活,如男子阴茎发育不良、阴囊后阴茎、双阴茎、隐匿阴茎、先天性无阴茎等就无法进行性生活。女性的生殖器官畸形,特别是阴道的某些畸形,如先天性无阴道、阴道横膈等也就丧失了正常性生活的"场所"。性器官虽然健全,但有某些病变存在,通常也影响性生活。如女性的阴道炎、子宫脱垂、子宫颈糜烂,虽然可以过性生活,但因在性生活时可能产生疼痛或出血,影响双方性生活的情绪。男子阴茎的某些炎症也可影响阴茎勃起,影响性生活。所以,有了健全的性器官,无论婚前婚后都应加强保健,不可大意。

(2)足量的性激素。性激素对人体的发育、代谢的影响是

独特的,它既是性成熟的产物,又是性生殖活动的催化剂。它在性生活和生殖过程中起着如下举足轻重的作用:

①人进入青春期后,男女性腺发育成熟,产生、排放精子和卵子,同时分泌雄激素和雌激素,性激素又促进生殖细胞的发育。

②男女性激素可以分别促进各自的性器官的发育、成熟,并维持其正常成熟状态,为性生活提供了"工具"和"场所"。而女性卵巢中分泌的女性激素包括雌激素和孕激素,它们两者巧妙地配合,协同完成女性的月经和生殖生理过程。

③性激素可促进第二性征的出现,并区别两性特征。而男女截然不同的性征,是各自诱发对方生理活动的重要因素。

④性激素对男女的性情、气质和心理活动有微妙的影响。

⑤性激素对性行为及其过程产生的影响可能比较复杂,一般认为,能够促进性欲的主要是雄激素,男女皆然。女子的雄激素主要是由肾上腺产生的,摘除女性的肾上腺可导致性欲、性反应降低和性行为减少。而雌激素无论在男女都不直接引起性冲动,它对女子滋养润滑阴道有益,而对男子则可能与维持毛发、皮肤和骨骼质量有关。

显而易见,性激素不足,性的生理功能就会衰退,不能进行正常的性活动。但所谓"足",绝不是越多越好,而是与年龄、生理状况相适应的血浓度。性激素基本上是由性腺(睾丸和卵巢)所分泌,但其他内分泌腺(如上面所说的肾上腺)也能产生性激素,而雄、雌激素的化学结构颇为类似,男女性腺甚至还会产生异性性激素。性激素分量甚微而作用巨大,但在性活动中不是惟一的因素。它分泌后直接入血,对性欲和维持性功能的作用与男子的输精管结扎、女性的输卵管结扎无任何关系。

(3)健康的神经反射。神经反射系统是性冲动的主要控制系统。人体控制性生理的神经有两大部分,一是大脑皮质、间脑和下丘脑的性控制系统,二是脊髓内的性控制系统。大脑皮质决定并指挥性活动,间脑与下丘脑主管性冲动的上传和性指令的下达;脊髓中的性控制系统则管理性器官对性冲动的反应,以完成性生活过程。男性脊髓中的控制系统兴奋使阴茎勃起,指挥射精;女性脊髓中的性控制系统兴奋,可引起女性性器官一系列的性兴奋反应,并在性生活时进入性欲高潮。

来自肉体或精神方面的性刺激(如视觉、听觉获得的信息)使大脑皮质产生性的欲念,性冲动就会通过间脑和下丘脑的传递,并通过脊神经指令生殖器官发生性兴奋的反应,如果这时进行性生活,它带来的刺激传入大脑就会有快感。这种刺激不断地加强加深,又可通过间脑、下丘脑和脊神经的反射,导致男性射精和女性的性欲高潮。如在性冲动刚开始或性生活刚开始的时候,出现了不利于性生活的外界的或人体内部的刺激,大脑认为不合时宜,它又通过间脑、下丘脑和脊髓神经抑制性冲动而阻止或中断性生活的进行。

(4)适当的性刺激。这是诱发性生理活动的必要条件,并与丰富的性心理活动密切关联。包括来自性对象的视觉、听觉和触觉的刺激。在没有身体直接接触的情况下,性对象的体相、喃喃爱语等来自视觉、听觉的刺激,通过视神经、听神经传入大脑皮质后经综合、分析与思维,引起性欲,再通过间脑、下丘脑和脊神经传向有关的性器官去完成性活动。触觉的刺激主要是对分布在身体表面或器官的一些敏感区域(称"性敏感区")进行轻柔的触摸等,使皮肤和粘膜上的末梢神经受到性刺激,引起性兴奋。

(5)良好的情绪。没有良好的情绪就难以有理想的性生活。人在情绪不佳时,性欲会暂时减退,尤其是在极度悲伤、恐怖、愤慨、忧愁、消沉、绝望等恶劣状态下,性欲往往会受到显著影响,甚至完全消失。从心理咨询反馈的资料分析,有男士发生了短暂的不能勃起的情况,检查身体并没有发现真正的躯体疾病,而是某些偶发因素引起的抑郁状态,如受到意外打击、工作压力过大、精神刺激等。在这些因素去除后,性功能即恢复。女性也如此,有时所谓的性冷淡,并非源于器质性疾病,而是不良情绪存在,对性生活无兴趣。正如有人所说,"性是情绪和疾病的晴雨表"。

当一个人心情好的时候,别人见到的只是情绪兴奋,眉飞色舞,配偶却能发现还有性欲增强;当心情不愉快,被负性情绪所困扰时,旁人看来只是抑郁寡欢,沉默少语,配偶却能体会到性生活的抑制。有位妇女曾说过:"我可以从丈夫的性需求上,判断出丈夫所持股票的涨跌情况。"一语道出了情绪与性欲之间的关系。

30. 早婚、早育有什么害处?

早婚、早育,无论对个人、对子女以及对社会和国家都有害无益。

青年时代是身体发育和学习科学文化知识的黄金时期。这一时期记忆力好,精力充沛,努力学习,加强实践和锻炼对一生都会产生很大的影响。如果过早结婚,建立了家庭,过早生育,这对女性本人的身体和胎儿的发育都不利。因为20岁以前虽然身体内各种重要器官逐步发育成熟,但骨骼要到23岁之后才能完全钙化,而妊娠分娩对生殖器官、骨盆腔、腰骶椎骨及盆底肌肉影响很大。青年妇女本身需要充足的营养继续促进骨骼的发育,如果怀孕,子宫内的胎儿更需要母亲供给大量营养物质,这不仅会影响母亲本身的发育,对胎儿的发育和健康也会产生直接影响。另外,早育的青年妇女在分娩时难产的发生率相对增加。据一些资料说明,早婚者宫颈癌的发生率比晚婚者高 3～7 倍,尤其是 18 岁以前结婚者可高达 20 倍;20 岁以前生第一胎的宫颈癌的发病率比 25 岁以后生第一胎的高 7 倍多。

年轻妈妈的生活经验少,对子女的哺育、教养更缺乏经验,要担任好母亲、妻子的角色,当然要付出较多的精力,从而影响集中精力学习知识和工作。这对于正值青春年华的女子的未来显然是不利的,对教育子女也不利。

就社会而言,早婚、早育带来的人口问题更不可忽视。有人算过一笔帐,如果以 100 年计,每代人在 25 岁生育,则 100 年只有四代人,而如果在 20 岁生育,则 100 年内就有五代人,所以,虽然一代人生育时间只差 5 年,若拿到社会这个大背景下看,就是个很大的问题。因此,青年男女都应响应国家的号召,自觉实行晚婚晚育。

31. 什么叫优生和优生学? 为什么要提倡优生?

优生,通俗地讲,即“生得优”。这里所说的优,就是指生育的子代要健康、聪明、漂亮,尽可能地降低“缺陷儿”的诞生。优生学就是研究怎样使出生的孩子既聪明又健康的一门学问,也就是研究改进人种的一门科学。近年来,优生学也被称为民族健康学,是由遗传学、医学、心理学、人口学、社会科学等相互渗透、发展起来的边缘学科及综合性的应用学科,是以遗传为基础,跨越自然科学和社会科学的一门学科。

随着社会的进步,人类自身也应该不断改进,不能只满足于长得白白胖胖没有病,而应该是健康、聪明、漂亮,从思想道德、科学文化、身体状况三个方面全面提高素质。开展优生学的研究,提倡优生,对个人、家庭、民族及整个人类都有着现实和深远的影响。

优生直接关系到人口素质的提高乃至民族的前途。智力是优生学最关注的问题之一，人才是世界上所有资本中最宝贵的资本，国家之间的竞争说到底是人才的竞争。新技术革命推进了生产力的发展，现代化的生产设备对劳动者的文化素质要求越来越高，没有优秀素质的民族就将落伍于时代。人们要改造客观世界，要研究太空，同时也应该改造自己，研究自身，要重视生命的生产，即生育。许多人都"望子成龙"，希望自己的子女能够成为对社会有用的出类拔萃的人才，所以应把优生、优育、优形、优教、优境等系列知识变为群众自身的需要，围绕遗传、环境、教育三个方面，开发培育人才。

32. 优生的主要环节是什么？

科学告诉我们，影响优生的因素是多方面的。因此，实现优生也必须从多方面入手，包括开展遗传咨询、产前诊断、选择性人工流产及控制婚配和生殖等一系列优生措施。具体措施有：

（1）要择优配偶。许多遗传病和先天性畸形与不恰当婚配有着密切的关系。俗话说"种瓜得瓜，种豆得豆"，这从一个侧面反映了遗传对优生的作用。因此，优生必须从择偶开始。当然，爱情的寓意十分广泛、深刻，决不是仅仅为了优生，也不是要求所有患遗传病或先天性缺陷的人都不结婚和生育，但在选择配偶时，应尊重科学，充分注意和区别有关情况确是非常必要的：一是属于不应结婚的对象（如近亲或患有精神分裂症等），坚决不能结婚；二是在控制生育的前提下可以结婚，也就是说，男女一方需要先实行绝育手术；三是可以结婚，但需在产前诊断监护下才能生育（详细疾病名称见第35～37问）。为了对男女双方和社会负责，婚前检查个人身体情况，了解家族史等是必不可少的，以便确定能否结婚或婚前、婚后有无需要处理和注意的问题。

（2）应选择最佳的生育年龄和最佳受孕时机。从生理因素和社会因素来考虑，生育过早过晚均不好，同时，在最佳的生育年龄内，还应注意选择最佳受孕时机（详见第 111～113 问）。

（3）积极做好围生期保健和开展优生咨询，把好"妊娠关"。围生期保健是从妊娠确诊起就对孕、产妇和胎儿进行积极监护、预防和治疗，建立以母子统一管理为中心的医疗保健系统。它的目的是提高生育质量，降低孕、产妇的并发症和死亡率，降低新生儿死亡率、发病率及减少残缺儿的出生。围生期保健包括孕期保健、产时保健、产褥期保健和新生儿早期保健，其中有许多具体的环节和要求。所谓优生咨询，是指为婚前到生育阶段提供优生知识并进行指导的一项服务，也是优生的重要途径。一般具有下列情况之一者都应认真进行优生咨询：有遗传病家族史的夫妇；遗传病患者及致病基因或染色体异常的携带者；两性畸形患者及血缘亲属；高龄孕妇（指 35 岁以上）；孕期羊水过多者；早孕期间有致畸因素（如某些病毒感染、服用过某些药物等）接触史者；曾生育过畸形儿的夫妇；原因不明的习惯性流产、早产、死产史的夫妇；原发不孕的夫妇；有近亲关系的恋爱情侣和婚配者。

33. 什么叫近亲和近亲结婚？为什么近亲不能结婚？

近亲是指血缘关系比较近的亲戚。这种人结婚叫近亲结婚。亲缘关系与亲戚关系不同，如姑嫂间虽是亲戚关系但无亲缘关系。

亲缘关系可分为五个等级，见表1。

表 1　亲缘关系分级

亲缘级别	亲属关系	相同基因数
一级亲	父女、母子、同胞兄弟姐妹间,祖孙、外祖孙、叔、伯、姑间	1/2
二级亲	舅、姨、侄甥间、半同胞兄弟姐妹间	1/4
三级亲	堂兄弟姐妹、表兄妹间	1/8
四级亲	表舅、堂舅与外甥女间	1/16
五级亲	表兄妹的子女间	1/32

注:此表引自解放军计划生育领导小组办公室编写的《人口与计划生育基础知识》第一版,北京,人民军医出版社 1990 年出版

过去由于封建思想、旧风俗习惯和文化科学落后种种原因,人们还没有认识到近亲婚配会带来危害。比如《红楼梦》中的贾宝玉和薛宝钗、林黛玉之间,就是典型的近亲关系。目前在一些交通不便的偏僻山区,这种"亲上加亲"的现象还是存在的。如果不加制止,延续下去,在社会人群中一些遗传性疾病的发病率就会相应增高,这对民族健康是很不利的。

为什么会这样呢?遗传学的规律告诉我们,上代的特性包括遗传病,是能传给后代子孙的。这是通过父亲和母亲生殖细胞中的染色体进行传递的。决定子女身体各种不同性状的遗传密码,蕴藏在各种各样的基因中,按照一定的位置直线排列在亲代生殖细胞的染色体上。

据学者研究发现,人类的遗传缺陷近 4 000 种,其中单基因病约 3 360 种。而对人口素质影响更大的是单基因病中的常染色体隐性遗传病,如智力低下、先天性聋哑和代谢缺陷所导致的病残等。人群中常染色体隐性遗传病患者是少数,其携

带者是多数。以先天性智力低下为例,基因缺陷率约为1%,因每人都有一对基因,故携带者的概率为2%,但非近亲结婚的子代患先天性智力低下者仅为万分之一。

近亲之间的婚配,就意味着他们有共同的祖先,如果携带致病基因的话,两个致病基因相遇机会增加,也就是说,患遗传病的机会增加。亲缘关系越近,基因相同的可能性越大,婚后子代中患常染色体隐性遗传病和携带者的可能性则越大,这也是常染色体隐性遗传的传递特点。有资料表明,近亲结婚的子女患痴呆的机会比非近亲结婚的子女高150倍;近亲之间的婚配,其后代20岁以前死亡率比非近亲的高8倍多。对近亲结婚抱有侥幸心理的人,请记住这样的忠告:"爱情往往从来不考虑后果,可后果却不论你是怎样的爱情。"

禁止近亲结婚的问题,婚姻法中已有明确规定。这规定是有科学根据的。因此,尊重科学,严格执行婚姻法,杜绝近亲结婚这种落后习俗,不做亲上加亲的受害者,不仅对个人、家庭有好处,也有利于为国家培养优秀的后代。

顺便提一下,在有些偏远的地方,至今还有小区域之间习惯上的通婚,如青年男女在"男大当婚,女大当嫁"之时,只能在两村之间通婚,不能逾越到其他村去,形成了一个封闭的、狭小的通婚圈。这实质上也是一种近亲繁殖,给人口素质的提高带来不良后果,极需予以注意。

34. 为什么要进行婚前检查? 应检查哪些内容?

男女青年的健康,是婚后家庭生活幸福和子女健康的基本保证和重要因素之一。符合婚龄的男女青年,在结婚登记前进行一次健康检查,并与医生作一次商谈,这对男女双方的婚后生活、对优生优育都有着重要意义。具体地讲,有以下三点好处:

（1）通过在婚前进行家族史的调查和身体检查，可以发现遗传缺陷方面的问题，对这些人要根据遗传学的科学知识加以分析指导，有的要劝告他们不能结婚，有的劝告他们婚后不要生育，有的虽然可以生育，但要提出注意事项，必须在一定的条件下生育。

（2）婚前进行一次全面、系统的身体检查，这对青年男女的健康和婚后生活有重要意义，如在检查时发现患有某种疾病，特别是生殖器官的发育缺陷和疾病，可以得到及时处理和治疗，免去婚后许多麻烦乃至家庭矛盾。

（3）在检查身体的同时，可以在医生的帮助下，学习一些性生活知识和计划生育知识，这对于尽快适应两性之间的生活，选择合适的避孕方法，安排好家庭的生育计划，也是很有好处的。

婚前检查是一次全面的、系统的健康检查，重点是遗传疾病、传染性疾病和生殖器官。检查项目包括：①健康询问。包括本人以往健康状况，过去和现在患有何种疾病、治疗情况及目前状况如何。有无遗传病、传染病、精神病等，是否进行过治疗及目前的情况如何。女方的月经史和男方的遗精史。②家族史的调查。三代以内的直系、旁系亲属的健康情况，特别是遗传病、遗传缺陷和畸形，拟结婚的男女之间有无近亲血缘关系。③体格检查。全身检查包括血压、发育、营养状况、精神状态、皮肤、淋巴结、甲状腺、心、肺、肝、脾及脊柱、四肢等，有无畸形及功能状况如何；第二性征发育情况，如体型、喉结、乳房、毛发分布及声音等；生殖器官的检查主要是其发育的情况是否与年龄相符合，有无畸形以及可否通过手术矫正，有无疾病等。④化验及其他辅助检查。要求双方都应作血常规、尿常规、肝功能、乙型肝炎表面抗原及 e 抗原、胸部透视，必要时做染色体检查、精液检查、性病检查。女性通常应查白带,检查有无滴虫、真菌等。

婚前检查后,医院应视不同情况给予处理,其中发现异常者,通常根据情况给予劝导或建议治疗等。

35. 哪些人是属于不能结婚的?

直系血亲及三代以内的旁系血亲,由于男女双方都有共同的祖先基因,属近亲不能婚配。精神分裂症患者、先天性痴呆、重症智力低下等,他们的子女发生隐性遗传病的机会比非近亲婚配大大增加,而这些病目前又无有效的治疗方法,患者会把疾病传给后代,给家庭、社会带来不幸。严重的性器官畸形,如小睾丸、先天性无阴道而又无手术矫正可能者。各种法定传染病的隔离期,如麻风、性病未治愈都不得结婚。

36. 哪些人是属于在控制生育的前提下可以结婚的?

患有致死致残的常染色体显性遗传病,如视网膜细胞瘤、成骨不全、软骨发育不全、进行性肌营养不良、结节性硬化病等。这类人可以结婚但不得生育,也就是说,男女双方必须由一方先做绝育手术之后方可结婚。有些病虽已治愈,可以结婚,但不能生育,如男女双方曾经皆为精神分裂症患者,因为再发风险大,子女再患此病的概率高,所以也不得生育。有些是双方均为相同的隐性遗传病,如肝豆状核变性、先天性全色盲,如果生育,其子女 100% 患病。还有多基因遗传病的高发家族,如果本人有病,家系中还有一人以上有病,子女的发病率高,如先天性心脏病、癫痫等。

37. 哪些人是属于可以结婚,但需在产前诊断监护下才能生育的?

某些 X-性连锁隐性遗传病,如血友病、进行性肌营养不良,均为男性发病,故可以保留女胎,这样从家庭个体角度上讲可获一形体正常的孩子。

有条件的地区可以做基因产前诊断，无论男女，属正常者可以生育，异常胎儿则应中止妊娠。

一些染色体异常者可以结婚，但妊娠后需作羊水核型分析，如染色体正常胎儿可以生育。

38. 乙型肝炎表面抗原阳性的人能不能结婚？

这个问题受到较多人的关注。任何一个乙肝带毒者都是处于某个家庭之中。乙肝虽不属于遗传病，但存在着明显的家庭或家族集聚性。调查发现，在乙肝表面抗原阳性家庭中，往往兄弟、姐妹中也有阳性者，包括夫妇间、父母和子女间的传染。表面抗原主要存在于乙肝病毒感染者的血清、唾液、泪液、乳汁及精液、阴道分泌物中，人受乙肝病毒感染后，1个月左右便可出现表面抗原阳性。因此，就家庭生活而言，家庭中有乙肝表面抗原阳性者，通常建议其他家庭成员也要作化验检查，以便对乙肝表面抗原阴性而又无免疫力的成员进行乙肝疫苗免疫。由于夫妻之间是一种更为密切的关系，日常生活上的密切接触，以及两性之间的情爱活动，都增加了比其他人更多可能的传播机会。国内有人曾对33对新婚夫妇作追踪观察，有些在婚前检查时，一方感染了乙型肝炎病毒，乙肝表面抗原阳性，而另一方全部乙肝指标化验为阴性。婚后原来是阴性的一方，逐渐开始乙肝表面抗原转为阳性，最早的转阳时间为婚后5个月，婚后1年转阳率达18.1%。经过详细询问病史，这些发生转阳的配偶，从结婚到转阳的这段时间内，均否认有注射、输血、拔牙、手术的历史，除了与其乙肝表面抗原阳性的配偶密切接触外，也没有与其他肝炎患者接触，因此证明，乙肝表面抗原阳性者是可以把乙肝病毒传播给配偶的。虽然其机制不十分明了，但夫妇间日常生活的密切接触、接吻，尤其性生活,很可能是传播乙肝病毒的途径,所以,婚前对乙肝表面抗原阴性的一方进行这种预防更为重要。

乙肝病毒有三种抗原抗体系统,即表面抗原、表面抗体;核心抗原、核心抗体;e抗原、e抗体。对于单纯表面抗原阳性,无肝炎的症状及体征,肝功能检查正常者,称"无症状表面抗原携带者",他们可以照常参加工作和学习,但要定期复查。平时要注意个人卫生,生活用具分开用、放,注意劳逸结合,生活有规律。因为现在尚无特殊疗效的药物,故也没有必要过分地追求高营养,不必太多忧虑或乱投医。

乙肝表面抗原阳性者要结婚,必须进一步检查本人的e抗原、e抗体和核心抗体,以了解当时是否具有传染性以及传染强度,在传染科医师的指导下确定是否可以马上结婚。同时,也要检查一下对方的血清,了解对方对乙肝病毒是否已经有了免疫力,如果没有免疫力属于易感染者,应注射乙肝疫苗,待体内产生保护性抗体之后再结婚。

接受医师指导的另一个意义是婚后如果打算生育,应采取必要措施,以保护婴儿免受乙肝感染。

39. 什么是包皮过长和包茎?婚前是否需要治疗?

阴茎头部的皮肤内外两层游离,形成双层环形皱袋,称包皮。幼儿的包皮较长,包裹着整个阴茎头,随着生长和发育,包皮逐渐向后退缩,直至阴茎头全部裸露出来。如果包皮虽然可以人为地翻转,但常态下仍未自动退缩,常常覆盖着阴茎头的全部或大部,称为包皮过长;若包皮口过小,包皮完全包着阴茎头而不能上翻使阴茎头和尿道外口显露的,称为包茎。1岁以内的儿童虽然包茎的发病率很高,但多数是生理性包茎,不需进行治疗。包皮过长、包茎患者的包皮腔内常积存有包皮垢等污物,长期刺激可引起阴茎头炎症和包皮炎、尿道口炎,也是诱发阴茎癌的因素之一（国内有文献报道，阴茎癌患者85％～95％有包皮过长、包茎病史），同时，包皮垢又可通过性生活刺激女性诱发宫颈癌。严重的包茎直接影响性生活的质量，甚至勃起时的剧痛使性生活根本无法进行。儿童包茎还可影响阴茎的发育。近年有专家观察研究指出，包皮过长使龟头包裹在里头，使其处于潮湿温暖的环境，一旦接触性病的致病菌，正好成为这些病菌滋生的温床，进而引发相应的性病。故有"包皮过长，性病温床"之说。因此，对儿童时期的包皮过长，特别是包茎应尽早就医治疗。

一般而言，包皮过长是否在婚前作手术治疗，要看其过长的程度以及是不是经常有包皮垢存留和反复发炎等。程度轻、极少发炎的，不一定非手术治疗不可，但平时应注意经常翻转清洗，保持局部清洁卫生。有分泌物时及时选用肥皂水或1：5000～1：8000的高锰酸钾溶液或3％的硼酸液清洗。反之，包皮过长、包茎使儿童或成年人反复出现阴茎头发炎、包皮尿道口粘连、排尿困难或包皮嵌顿的，应及时手术治疗。传统的包皮环切术和近年新开展的 YAG 激光包皮环切术，都是简单易行的小手术，易于被患者接受。

40. 什么叫隐睾？是否影响生育？

睾丸是男性最重要的生殖器官，在胚胎发育到 6～7 周时形成，到了胚胎期的第 3 个月，睾丸仍位于腰脊椎两侧，以后随着胚胎的发育睾丸逐渐下降，在第 6～7 个月时降至腹股沟管，于第 9 个月时降至阴囊，出生时的男性新生儿一般都可以在阴囊内摸到睾丸。假如睾丸在下降的过程中由于遗传因素、内分泌不正常、精索过短等原因而停留在阴囊以上的其他地方未能到达阴囊内，这就称作"隐睾"。据资料统计，成人隐睾占人群的 0.2％～0.4％，其中 1/10 左右是双侧隐睾。

隐睾患者如不尽早进行手术治疗是会影响生育的。这是因为人在青春发育期睾丸开始具有生精功能（即产生精子），这个生精功能有一个非常重要的条件，即睾丸必须在低于腹腔温度 2℃～4℃ 的阴囊内才能具备。如果睾丸长期未进入阴囊这种特殊的温度环境，而处于腹腔、腹股沟等与体温相当的"高温"环境中，其造精的曲细精管和精母细胞会受到破坏，睾丸生精功能就会出现障碍。

采用手术的办法把睾丸拉下来固定在阴囊内，促使其恢复生精功能。能否达到这个目的，关键是手术治疗的时机。多数专家主张儿童的隐睾在 6 岁之前手术效果最好，最迟不超过 11 岁。如果临近婚前或结婚之后才发现是隐睾，或者虽然发现较早，但错过了最佳的手术时机，就会影响生育能力。需要说明一点的是，隐睾患者的睾丸产生雄激素的功能并不受睾丸进入阴囊时间早晚的影响，所以隐睾一般并不影响性欲和性生活，只是其射出的精液中不含精子。

至于单侧隐睾是否影响生育的问题，情况比较复杂。从理论上讲，一侧隐睾，另一侧睾丸处于正常，完全可以负担两个睾丸的作用。但实际上确实有许多人因为一侧隐睾而造成不育，其原因在于睾丸中有一种特殊"装置"叫血睾屏障，它是用于预防免疫反应的防线，隐睾患者由于睾丸受到"高温"的影响，不仅生精功能遭受破坏，而且体内还会产生抗精子的抗体，这些抗体会使对侧睾丸所制造出来的精子失去作用。当然，这种现象并不是每个人都如此。据有人统计，346 名隐睾患者中，有 226 名不能生育，另外的 120 名仍能生育。

应当强调的是，无论隐睾何时发现，不管它是否已经影响了生育，都应当听取医生的意见尽早作手术治疗，其意义除了考虑生育因素以外，还在于以下三个方面的意义：一是降低恶变率。腹腔隐睾约有1/20合并肿瘤，且多为恶性，而正常位置的睾丸恶变率极低。隐睾经手术固定在阴囊的皮下，有利于减少恶变机会和早期发现肿瘤。二是处于腹股沟处的隐睾易在做某些体力运动时（如跳木马）遭受挤压伤，手术后可减少受伤机会。三是有利于患者的心理调适，因摸到阴囊处有睾丸，精神上会有一种充实感。

41. 什么叫精索静脉曲张？为什么要重视它的预防和治疗？

精索静脉曲张是指精索静脉因回流不畅、血流淤积而造成的精索静脉伸长、纡曲、扩张。此病是青壮年常患的一种疾病。发病多见于左侧，这是因为左侧的精索静脉成90度左右的角度直接回流到肾静脉，回流阻力大，行程又长（整个行程约有35厘米）。也可因为静脉瓣（静脉腔内一种能阻止血液倒流的活瓣装置）发育不全，血液出现倒流而影响回流，导致精索静脉的纡曲、扩张。另外，此病的发生也与某些职业有一定的关系，如商店营业员、理发员、外科医生等，由于长时期从事站立性的工作，使精索静脉回流障碍。飞行人员中发病率较高，可能是由于飞行中加速度的影响，使精索静脉瓣反复遭受冲击和损伤而引起。此病之所以应当引起重视，是因为在众多的男性不育病因中，精索静脉曲张是一种不可忽视的原因。若对精索静脉曲张尽早施行适当的治疗，如外科手术，则不少人会避免生育能力遭受损害或使一些已受损害的人重新恢复生育能力。当然，其治疗效果也要看精索静脉曲张的时间、程度和有无并发症。

精索静脉曲张为什么会导致不育呢？因为精索静脉曲张使睾丸及其相邻组织血液淤积，流量减少，从而使精子发育所需的营养减少。其次是局部代谢产物清除缓慢而积累增多，这些有害的代谢废物会影响精子的正常发育。另外,局部因淤血、温度的散发发生障碍,阴囊内温度比正常人的阴囊温度偏高,也不利于精子的生长和发育。得了此病,患侧睾丸通常明显小于对侧,且往往会造成两侧睾丸损害。病情重、时间长,睾丸组织损害就大,对生育影响也大。因此,在青春发育期出现了精索静脉曲张症,应及时治疗。

及时发现此病很重要,通常稍加留心是不难发现的。站立时,病侧的阴囊松弛下垂,患者常感到阴囊部下坠和胀痛,站立过久、行走劳累后以及炎热季节症状加重。用手触摸可感到阴囊根部引向睾丸的精索明显增粗,重者如一团蚯蚓盘绕而下,而平卧后疼痛感觉及静脉的纡曲可明显减轻,甚至疼痛消失。

目前治疗本病的办法主要取决于其程度。对于无症状、又看不到有明显静脉曲张者,可以用阴囊托把病侧阴囊托起,以利于血液回流,防止加重。曲张明显者,不论有无症状,为预防睾丸萎缩和睾丸生精障碍的发生,都应尽早手术治疗。

预防本病,主要是长期站立的工作人员,应在工作间歇适当休息,变动、调节体位。

42. 乳房幼小会影响性生活和婚孕吗?

丰满的乳房是女性健与美的象征。女孩子一般在 10～11 岁乳房开始发育。最初表现为两侧乳头突起,乳晕增大隆起并有硬结,触摸时略有疼痛。以后随着乳腺组织的不断发育,乳房继续增大,一般在 16～19 岁乳房发育成熟,外形丰满,两侧乳房大小基本一致,但不完全相等。也有的女孩以一侧乳房先发育,不久另一侧才开始发育。国内有人把发育成熟的乳房大小标准,用一个数字确定下来,即自乳房上缘经乳头至乳房下缘直径在 16 厘米～18 厘米者为正常。这当然只是作为参考的标准。

乳房的大小因人而异。它在发育过程中受到很多因素影响，主要是内分泌、遗传因素和营养状况、种族、体型以及疾病等。所谓乳房幼小，通常属于生理性变异，多表现为乳房明显偏小，胸部平坦似男性，如果生殖器及其他性征(如阴毛、腋毛等)发育正常，月经也正常，那么对婚后的性生活和怀孕都没有什么影响，而且以后在妊娠、授乳期间，由于性激素的作用，乳房还可增大，也不影响授乳。

43. 乳房保健的要领有哪些?

保护乳房的健康，在于维护它在青春期的正常发育，预防乳房疾病的发生。乳房保健的要领是:

(1)不要束胸。有的女青年受旧的思想意识的影响，担心别人发现自己胸前突起的变化，故意躬身驼背或穿过紧的上衣来束胸，这对乳房乃至胸部的发育是很不利的。乳房的发育如同身体其他器官一样，是正常的生理现象，任何羞怯的心理都是没有必要的，有人拿它取笑更是不懂科学，不文明的行为。

乳房在胸大肌的前面，其后是肋骨和肺，如果把胸部和乳房紧紧缚住，会直接影响乳房的充分发育，使乳头凹陷或形成小乳头，造成以后的授乳困难。同时，也影响胸廓的发育，甚至使肺发育受到限制而影响其功能的发挥。因此，必须坚决摒弃束胸，女子应挺起胸来让乳房充分发育。

(2)提倡戴乳罩。戴乳罩与束胸不同，乳罩是按照乳房的形态、个人胸围(含乳房在内)的大小而选择的。乳罩能支持和保护乳房的良好姿势，减少在劳动或运动时乳房的多余活动，使其保持良好的血液循环，防止乳腺疾病，避免乳房受到外来损伤，对身体偏胖、乳房较大或略有下垂的姑娘好处更大，心理上会增加一份安全感。

一般应养成习惯,无论气候冷热,白天戴上,晚上睡觉时脱下或解开。乳罩的质料最好选用纯棉细软的布料,因其吸水性能好,对皮肤无刺激。乳罩也应和内衣一样要经常洗换。

(3)自我检查乳房。这是预防和及早发现乳房包块的最方便的办法。检查时,平卧在床上,将被检查的一侧上臂高举过头,背部垫以小枕头或折叠好的床单,使乳房平铺在胸壁上。触诊时,手指并拢,用3~4个手指的掌面轻柔触摸,切忌重按,以保持指端触觉的敏感度。顺序通常是从内侧部分开始,自锁骨下缘逐条以平行方向扪摸直至乳房下缘部位;然后是外侧部,从乳房下缘开始依次向上,最后到腋窝部。一侧乳房检查完毕,可以换一只手用同样的方法扪摸另一侧乳房。检查乳房的外、上侧部位时,被检侧的上臂应略微放下,与胸壁约成45度角。一般乳房的小结节和包块大都能够被自己先检查到,然后再找医生诊断。可利用晚上睡前或早上起床前自我检查。

(4)注意卫生,经常清洗乳房,及时洗去乳晕上的油脂样物质和乳房皮肤的汗液。要避免用力挤压乳房。注意保持良好坐姿,避免劳动时经常某一侧身体用劲,否则也会影响两侧乳房的相应对称而妨碍美观。

(5)身材瘦长或因遗传因素等,有些女子乳房比较偏小,胸部平坦,对此不宜过多的顾虑。因为,乳房内部主要是脂肪充填,和其后方的胸大肌作垫,所以,适当地增加营养,加强胸部肌肉的锻炼,包括正确地按摩乳房,都会对增大乳房的体积有所裨益。有些人迷信用雌性激素药物隆胸,并不可取。因为它使成年女性乳房肿大的作用只是暂时的,一旦药效消退,乳房还会恢复原状,而且药物的副作用还会扰乱人的内分泌,所以绝大多数医生是不主张药物隆胸的。

44. 青年女性不长阴毛或阴毛稀少会影响性生活和生育吗？

阴毛是人的第二性征之一。我国女子一般在 14 岁时开始出现阴毛，到十七八岁时阴毛的疏密状况基本定型。阴毛的有无、疏密主要取决于两个因素：一是体内肾上腺皮质所产生的雄性激素的水平（注意：是雄激素而不是雌激素。女子同男子一样，体内也有异性激素存在）；二是阴部毛囊对雄激素的敏感程度。如果女性阴毛发育期由于某种原因使肾上腺皮质产生的雄激素水平低下，或阴部毛囊对雄激素不敏感，就会造成阴毛稀疏或不长阴毛。阴毛的疏密，个体差别很大，阴毛稀少或无阴毛的妇女，如果其他的第二性征正常（如乳房发育、体型、声音变化等），月经按时来潮，说明性器官的发育及性功能不会有什么问题，能够过正常的性生活，也会有正常的生育能力。阴毛对人体并没有什么特别的作用，也不是反映性功能或生育能力的标志，这已被日常的大量事例所证实，所以，阴毛稀少或无阴毛的妇女和配偶都不必为此产生不必要的顾虑或担心。

45. 如何确定结婚日期？由谁确定婚期比较科学？

由于传统文化和习俗的影响，我国不少地方特别是比较偏远的农村，一般都沿用自古以来的办法，即选择青年男女的新婚佳期多由男方作主，甚至由媒人作主选择所谓的"黄道吉日"。其实，这都是很不科学的。科学的做法是，由于女子的身体、生理条件的特殊性，新婚"佳期"应由新娘自己选定。这是因为女子在月经来潮的前几天，其体力和性能力逐渐下降，直至月经来潮，降到最低。月经期间，一般女子都会出现一些程度不等的腰部酸痛、小腹下坠、食欲不振、全身无力等。在月经过后,这些不适才会逐渐消失,体力和性能力才开始回升,至月经过后的第十二天左右即可达到最盛期。处于此期的女子,思想开朗,情绪活泼,抗病能力较强。若选定此期步入洞房,不仅在精力上能经得起新婚时迎送宾客的忙碌,很快适应新的生活环境,而且对于洞房花烛夜的初次性生活很有好处,易产生快感,减轻处女膜破裂时的疼痛,减少妇科疾病的发生,为以后和谐美满的夫妻生活打下基础。

反之,若由男方或媒人做主选定结婚日期,随意性很大,不能围绕女子的月经周期加以确定,尤其是遇上了女子月经期,就很难处理新婚之夜的性生活问题,如果勉强从事,容易造成女方的月经过多和加重处女膜破裂时的疼痛、出血,甚至还可导致子宫炎、阴道炎等妇科疾病,给以后的夫妻生活留下不愉快的阴影。

正因为如此,在两次月经之间,尤其是月经过后的第十二天前后,是恋人结为百年之好的最佳日期。当然,两次月经之间易遇上女子的排卵期,如不打算立即怀孕,应注意避孕。

46. 婚期正好与月经期相遇怎么办?

有时候因为某些特殊原因,如男女任何一方的假期限制,或因为有的女子月经周期不十分规则,临近婚期有可能避不开月经期,遇上这样的情况有一个办法,就是把月经期推迟。国内有人建议,可以选用以下药物中的任何一种:①口服安宫黄体酮片4毫克～8毫克,每天一次,连服5～7天。②口服妇康片2.5毫克,每天一次,连服5～7天。③口服妇宁片4毫克～8毫克,每天一次,连服5～7天。以上三种药物均为人工合成的孕激素,可以延迟子宫内膜的脱落而推迟月经的来潮。在停药数天后,子宫内膜因失去孕激素的支持而脱落,月经即来潮。新娘可根据具体婚期时间,决定服药天数。如果没有以上口服药,也可在月经来潮之前注射黄体酮,每天 10 毫克,连用 3 天,这样可以达到推迟月经来潮的目的。通常在停药 7 天左右来月经。

以上介绍的这些方法,使用药物的剂量小,使用的时间又短,停药后药物会很快排出体外,故对身体不会产生不良影响。分居生活的夫妇,如预计到团聚时恰好赶上月经期,亦可以参照以上办法推迟月经来潮。当然,这些方法一般只在应急时才采用,平时夫妻在一起生活时不宜多用,以免外源激素干扰妇女的正常月经周期。

欢度蜜月

47. 新婚之夜男女双方一般的心态是怎样的?

一对青年男女经过相识、热恋,取得法律和社会的认可,他们携手步入洞房,生活从此翻开新的一页。俗话说"洞房花烛夜,金榜题名时"。人们把新婚之夜同事关人生前途的"金榜题名"相提并论,可见它的重要与特殊。

一位诗人为初恋的人和他们的美满结局绝妙地写道:"初恋是雾,你是雾里的花卉,隔着轻纱看你,你叫我心醉。我们结婚,雾已经消退,揭开轻纱看你,你是花卉里的玫瑰。"洞房花烛之夜,男女双方的心态是异常激动和热烈的。在热恋阶段,恋人之间接触频繁,彼此经常交换思想,可能常常有些亲昵的举动。他们越是感情深沉,通常越是希望这一天的早日到来:他们希望自己像人世间许多美好的故事中所表现的那样,彼此陶醉在爱与被爱的特殊氛围之中;他们希望能早一些了解对方的全部,尤其是在热恋阶段不能知道的一切;他们总是希望自己的心上人在"揭开轻纱"之后,是世界上最光彩夺目的一朵"玫瑰"。

无疑,神秘的事情总是令人向往的。对于即将发生的首次性生活,他们更是兴奋不已,希望早一些体验。然而,对于一位洁身自好的姑娘来说,无论她过去从书刊或他人的言传中得到了怎样的指教和说服,但由于缺乏实际的体验,多少有些疑虑,甚至有点恐惧,担心自己由于过分羞怯和无所适从,或者缺乏性经验导致首次性生活失败,或者疼痛难忍而处于尴尬场面……她们更希望男子能够尊重自己的意愿而不要粗鲁或非理。

与女子有些不同,尽管男子有可能通过书刊或听他人议论,知道世间确有阳痿、早泄等事实存在,但他们了解自己的性欲、勃起的"力量",梦遗时的欣快,所以总是对个人的性能力充满信心,不愿意把阳痿、早泄这些词汇与自己联系起来。他们的疑虑较少,恐惧更是罕见。但有过较长时间手淫习惯的人,如果把手淫的不良影响看得太重,有可能产生某些担心。担心阳痿或担心自己性能力低下难以满足新娘等,于是这部分人的初次性生活一旦失败,往往心理压力较大,通常需要必要的心理和性知识方面的指导。

48. 新婚之夜男子如何帮助女子克服恐惧和羞怯,过好第一次性生活?

初次性生活的顺利与否,取决于男女双方的配合,最要不得的是一个任性和粗鲁,一个抗拒和应付,因为,它有可能给双方带来不快乃至痛苦和厌恶。从新郎方面来说,充分的尊重和爱抚动作的运用,是帮助女子克服恐惧和羞涩,顺利过好首次性生活的关键。

就寝之前,新郎即应多多运用爱情,以博得新娘的完全信任。当今社会,由于自由恋爱,绝大多数男女相爱是在结婚之前。新娘面前的新郎不是陌生男子,但新婚就意味着彼此进入了一个从未尝试过的新的、更加密切的生活,她希望自己的丈夫是自己完全可以依赖、信任的人,性的结合只是夫妇相爱的升华,是一种特殊的表达形式,而不是单纯的肉体方面的满足。因此,新郎应充分尊重新娘。就寝的时候,新郎最好先暂时离开洞房,让新娘脱去衣服,这样可以使她感到新郎考虑周全,增加安全感。新郎应了解这个事实:尽管女子确实可能存在羞涩,甚至多少有些恐惧,性欲的唤起较男子为慢,但性欲的本能总归是要表现出来的,无论其本人是否察觉,是否完全承认,只要是正常发育的女子,这是不必怀疑的。关键是新郎要恰当地运用感情的调动,按照循序渐进的办法,把她的性欲激发到一种不可控制的地步,以至愿意把自己的身心完全听任新郎的支配而圆满完成初次性的结合。

作为性爱的两大基本内容,精神的和肉体的,都包含吸引、兴奋、激情与和谐,感情的调动和气氛的渲染是必不可少的。完美的性生活是双方生理、心理的满足,为了达到这种高层次的需求,热情、依恋、体贴和情爱是必需的,而且还应使性生活符合这样一个过程:边缘性性行为(甜蜜语言的"悄悄话")→过程性性行为(爱抚动作)→实质性性行为(性生活)。

就寝时,新郎卧在新娘身旁,不要急于行事。一方面说些悄悄话,赞美对方,表达自己是如何爱她,两个人的结合是怎样地令人陶醉等。同时,要爱抚新娘,温温和和而又敬之如宾地轻抚她的脸、手和肩部,并将她搂入怀中,让其感到非常安全、舒适以至十分快活。进而新郎可以吻其唇、颈、肩等部位,待新娘的羞怯和惧怕感有所克服之后,她就可能温顺地接受抚弄和接吻,主动将身体更加靠近,情欲便逐步激动起来。此时,新郎可以用手尝试地抚摸新娘的其他比较敏感的部位,如乳房、大腿内侧、外生殖器。这个过程只要新郎比较耐心,动作轻柔易为新娘接受,性欲就可以比较充分地调动起来,阴道与前庭大腺分泌大量的润滑性液体。待到性欲不可遏止的时候,分泌更加增多,新娘的精力主要集中在感受性兴奋的心理体验之中,此时开始性生活是适当的时机,比较容易成功且新娘不会有什么惧怕。

祖国医学也很重视男女交合之前的情欲调动的作用,如清代《妇科玉尺》一书中称:"男女未交合之时,男有三至,女有五至,男女情动,彼此神交,然后行之,则阴阳和畅,精血合凝,有子之道也。""男有三至者:阳茎奋昂而振,壮大而热,坚韧而久,三至俱足,女心之所悦也。""女有五至者:面上赤起、眉麘乍生;眼光涎沥、斜视送情;低头不语、鼻中涕出;交颈相偎、其身自动;玉户张开、琼液浸润。五气具至,男子方与之合,而行九浅一深之法,则情洽意美。"又称"待男三至、女五至而通体者其机至微非文字之所尽者。"这些都是强调在性兴奋阶段彼此调动的作用。

新郎阴茎的插入,有时需要尝试性进行,因为有一个冲破处女膜的问题。大多数新娘的处女膜只是一层薄膜,插入只是一个非常短暂的过程,处女膜破裂带来的轻微疼痛完全可以被双方陶醉在肉体结合的兴奋情绪所淹没。当然也有少数女子处女膜较坚韧或处女膜孔较小,插入可能不是一次性完成。遇到这种情况,最好是在新娘的帮助下完成,因为新娘自然会知道什么时候应该继续插入,什么时候需要暂时停止。这样掌握进退动作和时机,终可完成插入过程。

在这一阶段,关键是新郎不要粗鲁和固执,因为过分勉强,会使新娘感到疼痛厉害,认为新郎太缺乏同情心,甚至自私、残忍而产生不满乃至仇视情绪,给今后的夫妇生活留下难以抹去的阴影。这是必须认真注意和克服的。

如果有的新娘因为天生胆小,恐惧得厉害,或过去听说过某些人不幸的性遭遇,或个别女子因为受宗教观念的影响等,虽然新郎经过了认真而恰当的调动,新娘仍不愿意与之交合,拒绝新郎的阴茎插入,或者虽然愿意但因屡经尝试而仍不能插入时,新郎应克制自己的情绪,放弃当日的性生活要求,以后再作努力。应当相信,只要是正常发育的女子,经过耐心的调动,最终是可以完成夫妇间初次性结合的。

倘若确属处女膜过厚等因素存在而影响性生活的,可以在新娘自愿并使新郎了解真情、获得支持的情况下,请妇产科医师采用简易的手术解决问题。

阴茎一旦插入,其后的抽动动作等即可以继续进行。这样,双方的性兴奋进一步加强,到达持续期,兴奋抵达极度,顺利完成初次的性结合,使双方的精神之爱达到极点。

完成交合之后,新郎、新娘已经完全为性结合所表现的热烈爱情所笼罩,彼此松软地卧在一起,短时间内维持在交合时所采取的体位。此时此刻,仍然需要给予新娘以甜蜜的话语和甘美的接吻,丈夫要克制倦意,多给妻子性爱后的温存(男子千万要注意,不要把自己扮演成性生活中的一名勇猛的匆匆过客。从来不考虑序曲与最后乐章的丈夫是不会使妻子感到满足的。不仅新婚阶段,而且在以后的夫妻生活中都应注意)。稍后,新郎应由拥抱新娘的怀中撒出双臂,卧在新娘的旁边,鼓励她入睡。充足的睡眠之后,两人都会感觉甜美,并充满对至真至美的爱意,以及身、心互相结合的愉快回忆。

49. 什么是"性敏感区"？怎样才能更好地发挥"性敏感区"的作用？

无论男女,身体中有些部位对异性的触觉刺激反应特别敏感,在其受到刺激后可以唤起性动机,并获得某种程度的性快感。这些部位的皮肤或粘膜,称为人体的"性敏感区"。男性的性敏感区分布比较狭窄、集中,主要是阴茎头部、阴茎体、大腿内侧、臀部及口唇等处;女性的性敏感区较广泛,主要包括阴道的外 1/3、阴蒂、小阴唇内侧、外阴、大腿内侧、阴阜、乳房、颈部和口唇等部位。如果对这些部位进行轻柔的机械性刺激,如触摸、选择性地给予接吻和吸吮(唇、颈部等)以及性交动作,可使皮肤和粘膜上的末梢神经受到性刺激,引起性兴奋。

不可忽视"性敏感区"在爱抚活动中的重要性。作为夫妇,最为重要的是要掌握刺激哪些部位能引起情绪激动,而用哪种方式、刺激哪些部位会受到厌恶。双方需要交流抚摸的感觉、部位是否合适,是否需要变动部位、用力的轻重,要加大压力还是减轻压力,是否需要调整节奏的快慢等。要通过不断实践,发现感觉最敏感的部位,找出能发生最高情绪的刺激方式。女方应主动参与,直接指导丈夫刺激某些部位,随时提出对刺激的要求,最好用手扶着对方手背引导、示意其到最需要的部位,以及需要采用的快慢轻重动作。这样可使刺激恰到好处,加快情欲激动,缩小两者生理上的差异。

对丈夫而言,有以下三点需要引起注意:一是乳房和生殖器确是女性很敏感的部位,但不宜首先抚摸这些部位,因为女性常常厌恶对这些部位的首先抚摸,相反,最初可以采用对其他部位接触、抚摸而启动性欲。接吻、身体紧紧偎依,相互拥抱是必不可少的。二是女性阴蒂是最敏感的部位,它的惟一功能是接受性刺激,但有时刺激广泛的外阴范围比起集中抚摸阴蒂更能起作用。三是在性生活过程中,不要认为阴茎抽动越有力,妻子的情绪就越高,恰恰相反,有时小小的、轻轻的抽动,渐渐加快节奏,加上有力的堵塞动作反而更能激起高潮。总之,这些都要以妻子的愉快感受为原则,需要在实践中由双方的探讨和体验来决定。

50. 初次性生活时女方应怎样主动配合?怎样才能减轻处女膜破裂带来的疼痛?

对于新婚之夜初次性生活,新娘也不宜完全处于被动地位,而应该使情绪的调动、身体的活动与丈夫完全和谐,全身心地进入角色,这样不仅可以减轻处女膜破裂时带来的疼痛、出血,更可以使初次的性结合达到完美的境地,充分地体验性快乐,为今后的夫妇生活打下基础。

当新郎抚摸和调动自己情欲时,千万不要拘于“修养”而约束自己,应主动与之适应,主动进入角色,愉快地交谈,高兴地接受抚摸、亲吻。还可以主动地告诉新郎,自己此时此刻的感觉和欢愉,希望对哪些部位更长一些时间的抚摸、动作轻柔程度等。这样会使双方都陶醉在做爱的高潮中,情感和性能力会得到充分发挥。性兴奋越好,阴道的分泌液就越多,滑润作用越好,精神越镇定、越松弛,效果也越好。当阴茎插入以及其后的抽动中,新娘在高度的性兴奋掩盖之下,加之阴道的充分湿润,会使自己觉察不到处女膜破裂带来的轻微疼痛,更多地享受两性初次完美结合的心醉神迷的心理体验。相反,越是心怀恐惧,越是被动,往往越是不顺利。

有两个具体问题,新娘如果能够记住可能有些裨益:

(1)初次性生活丈夫无经验,应帮助他找到阴道口(如用手直接引导),这样实际上也是帮助自己。

（2）当新郎即将阴茎插入的时候，新娘可将两腿向上屈曲分开，用手托住大腿，同时用力向下屏气，这样可以减轻疼痛。如果初次性生活时因处女膜破裂确实比较明显，或处女膜破裂后，裂口边缘出现红肿，并可有黑色凝血小块，一般经过2～3天后逐渐吸收消退。遇到上述情况，一般宜在第一次性生活后间隔2～3天再过性生活，以防止伤口发炎。

51. 如何看待第一次性生活的失败？

新婚之夜，两情依依。第一次性生活是人生性生理活动的一次"飞跃"，成功者自然称心如意，由此开创了夫妇性爱的又一条坦途。但事实上，相当数量的夫妇，第一次性生活甚至最初几次的性生活，都由于新郎过度兴奋，难以自控而发生早泄，常常是阴茎刚与新娘的性器官接触，便发生射精，尽管新郎早泄后能勉强得到性满足，但新娘却如遭冰水泼面，满腔兴奋化为乌有。这种情况的发生，关键在于新郎初次体验性生活，心理和生理上的性冲动来得过分激烈以致失控。有时在调情阶段"事前戏"时间过长，或新娘过分拘束，外阴和阴道湿润不充分使阴茎插入困难，都可促使早泄发生。这些在现实生活中非常多见，而不是什么异常情况，双方都应多多加以谅解和安慰，新娘千万不可嘲笑或斥责丈夫，丈夫也不必顾虑重重造成严重心理负担。

俗话说，"一回生，两回熟"。性生活经验的积累也是如此。初次性生活的失败，很大程度上是没有经验的结果，并不等于以后必定失败。只要保持正常的性生活，随着时间的推移和经验的积累，男子的过度兴奋状况会自然消失。人们讲初次性生活"至关紧要"，其含义并非指是否成功，更不是指如何完美，而是指双方应当充分理解、鼓励和配合，特别是新郎必须多多爱抚和尊重新娘，决不鲁莽从事，以免给夫妻关系造成隐患。

52. 什么是处女膜？怎样看待新婚之夜处女膜是否破裂的问题？

处女膜是位于阴道口周围的一圈很薄的粘膜,完整的处女膜中间有一个或数个不规则的处女膜孔与阴道相通,以通过经血,所以处女膜并不是一个完全封闭阴道外口的膜,而是有孔的膜。它可以防止外界不洁的东西进入阴道,有保护阴道的作用,尤其是在青春期前,由于卵巢没有发育,分泌的雌激素很少,阴道粘膜很薄,皱襞少,酸度低,抵抗力差,处女膜可阻挡细菌侵入阴道。青春期后,由于雌激素分泌增多,阴道抵抗力增强,处女膜这种阻挡细菌侵入的作用就不显得重要了。处女膜的厚度、形状、大小及弹性个体差异较大。一般其厚度约为 0.2 厘米,处女膜孔的直径为 1 厘米～1.5 厘米,通常为圆形、椭圆形或锯齿形,有的呈半月形,偏于一侧。

处女膜是女性生殖系统的正常结构,在一般情况下,未婚女子的处女膜应该是完整的,故习惯上将未婚女子称为"处女",含有贞节之意义。但也往往错误地认为,只有处女膜完整的女子才是真正的处女,否则将怀疑她已失去贞操或有过性行为。这种看法,往往给婚后的生活蒙上阴影,甚至造成离婚的悲剧。

在一般情况下,处女膜在第一次性生活时,由于男子的阴茎插入阴道将处女膜顶破,形成裂口,并伴有女子轻微的疼痛和出血(俗称"落红")。但确有一些女子并未有过性生活,而处女膜已经破裂了,比如因打球、赛跑、跳高、骑车、武术等剧烈运动而将脆弱的处女膜损伤撕破了,或因儿童期无知,曾将玩具塞入阴道内损伤了处女膜,或阴部的外伤碰巧使处女膜形成了裂口,也可以因青春期的手淫造成等。而另有一些女子,可能在多次性生活之后,仍保留着完整的处女膜,夫妻性生活时男方比较斯文，动作较轻等。至于有些女子初次性生活时没有察觉到疼痛或出血，主要是因为两性交合时女方被调动，性兴奋状态较好，对轻微疼痛未能察觉，或由于损伤小，处女膜上的血管较少。

正因为如此，人们不应仅凭处女膜是否破裂去判定女子是否为处女，这一点对于不懂得性生理知识的新郎尤要提醒。在幸福夫妻生活的天平中，爱情砝码的重量远远超过那层小小的被夸大、被神化了的处女膜。否则，女性要为这一层处女膜背上沉重的十字架，并使本来相亲相爱的情侣，在心理上形成一个人为的"结"，妻子无辜被怀疑而加以防范，又谈何家庭生活的幸福？世上最痛苦的事莫过于被最亲爱的人所伤害，不论这种伤害是来自现实还是来自虚幻。过分看重处女膜的"贞操"作用，蒙受耻辱和不幸的决不仅仅是女性。

53. 为什么有的女子在性生活中会出现"呻吟不安"的现象？

有的女子在性生活过程中，会发生"呻吟不安"的表现。有的新郎由于缺乏性生理知识，误以为这是自己动作太粗鲁了，所以给爱妻带来了疼痛不适，从而感到内疚。如果夫妇之间缺乏交流，丈夫不了解妻子"呻吟不安"的真正原因和真实感受，日后再次性生活时则表现得斯斯文文，动作机械，从而使妻子感到很不满足。另一方面，如果女子自己觉得这种自如的表现不应该，或害怕"失态"，那么，这种正常的高潮反应却会受到抑制，同样难以体验性快乐。

其实，女子在性生活中发出的"呻吟不安"现象，是性快感高潮时的表现形式之一。这种现象的发生，是部分女子在极度兴奋、意识轻度模糊状态下产生的一种不能自我控制的性快感高潮的表现，而不是疼痛不适所引起。这种表现与由于感情不合或受暴力侵害时的疼痛不适、委屈等心理状况导致的痛苦呻吟有着本质的不同。

在性生活的过程中,由于夫妇全身心的感情交流,高度的性兴奋引起全身肌肉的紧张度改变,特别是肌张力的增加,会引起一些肌群不自主的、呈剧烈的节律性收缩,表现为身体的某些部位的抽搐或抖动(绝大部分女子都会发生会阴部肌肉的节律性收缩)。当这种节律性收缩发生在喉头肌群时,喉头肌肉会带动喉头声带,同时由于呼吸幅度加大和速度加快,为缓解喉头肌肉痉挛所产生的喉头紧张不适感,便使女子不由自主地发出呻吟声。因此,这种"呻吟不安"的表现恰恰是性快感的高潮效应的应答表现之一。

强调为"表现之一",是因为女子性快感高潮的表现类型极其复杂,可以多种多样。因此,男子决不能仅以此作为衡量妻子是否有性快感的标志。夫妇间应加强交流和注意细心观察,以便了解对方性快感高潮的表现方式,并予以配合,以提高性生活的质量。

54. 为什么在性生活之后不宜马上喝冷水或洗冷水澡?

无论对于男女,性生活都是一项精神心理和躯体的剧烈活动,此时不仅仅性器官在活动,而且全身的血液循环加快,各系统器官均呈现为充血状态,表现血压升高,心跳加快,呼吸急促,胃肠道充血而蠕动增强,皮肤潮红,汗腺毛孔开放而多汗等。因此,在性生活刚刚结束时,不仅感到疲乏,而且常常会感到燥热和口渴。

此时,如果马上喝冷水,或为了除去汗水、解除燥热而洗冷水澡,显然对身体健康不利。

这是因为在性生活过程中,胃肠道的血管处于扩张状态,在其未恢复常态之前,摄入冷水或冷饮料,会使胃肠的粘膜突然受冷刺激而收缩,破坏了胃肠道血管恢复常态的生理过程,使胃肠粘膜受到一定的损害,甚至由于冷刺激引起胃肠不适或绞痛。同样道理,在性生活中,周身的皮肤血管也充分地扩张,汗腺毛孔也处于开放排汗状态,此时立即洗冷水澡或者被凉风吹拂,会使皮肤的血管骤然收缩,使大量血液流回心脏,加重心脏的负担。同时,冷水、凉风刺激还会造成汗腺排泄孔突然关闭,使汗液贮留于汗腺而有碍健康。另外,剧烈活动,尤其大汗之后突然受寒也容易感冒。

因为性生活后身体、精神会有明显的疲乏感,非常容易入睡,所以在双方都进入性消退期时,应顺其自然,尽快进入梦乡,这对于消除疲劳是很有好处的。正因为如此,性生活之前应做好充分的准备(包括卫生措施),性生活之后通常男女双方用温水清洁一下外阴部,排一次小便是需要的,如果口渴喝些温热的开水,但不宜起床忙这忙那,否则有碍身体和精神的恢复。

55.“新婚房事急症”有哪些?

所谓急症,通常是指突然发作(发生)、来势凶猛的病症。“新婚房事急症”,顾名思义,就是新婚初次性生活时发生的急症,需要及时处理,但并不意味都是来势凶猛或有多么严重。这些急症包括:发生于男方的嵌顿性包茎、对避孕套过敏;发生于女方的处女膜破裂出血、精液过敏;可发生于男女任何一方的房事昏厥症。这些情况只要在发生后能及时地作出相应处理,不会给以后的性生活带来什么不好的影响,所以不要有什么顾虑,更没有必要因为担心出现急症而拒绝过初次性生活。

56. 什么叫房事昏厥症? 如何处理?

无论新郎或新娘,由于性生活时情绪过分激动、兴奋,或过于紧张、焦虑,引起一系列不良的神经反射,造成全身周围血管扩张,脑供血相对不足,产生一过性脑缺血,以致在性生活过程中,突然出现面色苍白、意识丧失、呼之不应的情况,稍事休息后可以醒转过来,但常有头昏眼花、两眼发黑的感觉。

遇到这种情况时,配偶不要惊慌失措,先立即停止性生活,并帮助发生昏厥的一方去掉枕头让其平卧,目的是改善大脑的供血,这样静卧片刻即会自然清醒。值得提请注意的是,患有癫痫、糖尿病、胰岛细胞瘤、心脏病等患者,在性生活时也可以出现昏厥,这些昏厥者则应送医院急诊,以免耽误治疗。

57. 为什么发生嵌顿性包茎时要立即治疗?

婚前男方有包皮过长或包茎,因没有手术治疗,初次性生活时就有可能发生嵌顿性包茎的可能。性生活时阴茎勃起,初次插入阴道过程中要突破女子的处女膜和阴道口略紧的"屏障",加上反复的抽动动作,原先无法后翻的包皮就有可能被强行翻起,形成一个包皮环,像一个箍一样紧紧套束在阴茎的前端,使阴茎头部血液循环受阻,造成阴茎头部(俗称龟头)的肿胀和疼痛。此时,应立即进行自我手法复位,尽快解除这种状况,因为时间拖延可造成阴茎头部的缺血坏死而难以挽回。自我手法复位的方法是,以两手的食、中指于包皮环处将阴茎固定,两大拇指稍用力将阴茎头向包皮内推送。如果万一手法复位未能将嵌顿状况解除,应立即去医院急诊处理,手术切开嵌顿的包皮环,使之及时松解。首次嵌顿的包茎,即使手法复位成功,也应尽早去医院作手术,以防再次发生。

58. 对避孕套过敏时如何积极处理?

我国目前生产的新型薄质避孕套是采用甲基硅油作隔离、润滑剂的,引起戴用者变态反应的机会已大大减少,但避孕套毕竟是化学类制品,对有些人特别是某些过敏体质的人,依然会发生过敏现象。新婚常采用避孕套避孕,个别男子使用后可出现阴茎头发红、发痒、刺痛现象,有的甚至可发展为溃破、糜烂和出现渗液现象,这就是对避孕套过敏。处理的办法是,当一开始出现阴茎头部发红、发痒、刺痛症状时,即服用抗过敏药物,如扑尔敏片,每次 1 片(4 毫克),一天 3 次。此时不要因发痒而搔抓患处,也不要用热水烫洗或肥皂涂擦,可用温水轻轻冲洗,待干后涂少许肤轻松或氢化可的松软膏等。倘若局部已经溃烂且渗液较多,则不要急于局部涂药,应使用 $1:5\,000\sim1:8\,000$ 的高锰酸钾溶液浸洗,每天 1～2 次。一般经过 5～7 天后上述症状会逐渐消失,并不影响今后的性生活,只是不要再次使用避孕套,可改用其他避孕措施。

59. 处女膜破裂出血较多时如何处理?

新婚之夜初次性生活时,当男子的阴茎插入阴道时,常将处女膜顶破,形成裂口,从而引起少量出血和轻微疼痛,对于绝大多数新娘来说,这是不需要处理的。但若由于个别新娘处女膜坚厚,或处女膜孔太小,或性生活时男方的动作急躁粗暴、用力过猛,偶可使处女膜严重撕裂,甚至裂口可延伸到阴道两侧的基底部,成为完全性破裂,并使阴道壁裂伤,引起女方明显的疼痛或较多的出血。一旦发生较多的出血,不必紧张,可立即在阴道口填塞一些柔软干净的卫生纸或者纱布,戴上月经带或穿上贴身而富有弹性的短裤,以压迫止血;也可用清洁纱布衬垫后用手指按在出血处,稍用力压迫几分种,出血通常也会停止。但若经这样处理后,仍出血不止(通过对填塞的纱布是否持续向外渗血来观察),应及时去医院作局部伤口缝合处理,以便尽快止血。

60. 女子对精液过敏如何处理?

尽管男子的精液是一种抗原物质,但抗原性较弱,一般并不引起女方的变态反应。若个别新郎的精液抗原性很强,新娘又是过敏性体质,性生活后就可能出现精液过敏。此外,也有因为精液中含有某种物质的特殊成分或致敏药物而引起精液过敏。过敏者最常见的表现是性生活后 15 分种左右,其外阴部感到奇痒刺痛,伴有阴唇和阴道口充血,阴唇上还可出现荨麻疹(俗称风团),阴道内分泌物突然增多(血清通过扩张的血管渗出增加),约持续 2 小时后才逐渐消退。也有个别女子除外阴部有上述症状外,还可出现眼皮肿胀、口唇麻木、全身荨麻疹等现象。出现精液过敏情况后,应立即口服扑尔敏等抗过敏药物,并马上用清水清洗外阴部及阴道口,下蹲片刻让阴道内的精液尽可能流出,减少吸收,然后再清洗一次外阴和阴道口。局部一般也不需要作其他特殊处理。当然,在以后的性生活时男子宜戴用避孕套,使女方避免再次接触精液,以防止过敏发生。因为男方食用某些食物或药物而引起女方过敏者,在停用一段时间后,通常女方过敏也随之消失。

61. 男女身材悬殊较大,会不会在性生活时给女方带来不适?

男子身材高大,而女子小巧玲珑,会不会在性生活时给女方带来什么不适? 提出这种担心主要是基于以下两个具体的原因:

(1)担心由于身材悬殊而带来生殖器官的明显差异,会给女方带来不适,甚至影响性生活的进行。其实这种担心是没有必要的。其一,男子阴茎的大小与体格的大小无关。一个典型的调查数字完全可以说明这一点:阴茎疲软时最大长度达 14 厘米者,其身高仅 1.70 米,体重 69 千克;而阴茎最短长度仅为 6 厘米者的身高则为 1.80 米,体重 80.8 千克。阴茎在非勃起状态时,其长度在 4 厘米～10 厘米内均属正常。其二,非勃起时个体之间阴茎大小虽然存在差别,但因为较小的阴茎勃起后其长度和周径的增长率要比较大阴茎勃起的长度和周径的增长率要大,所以阴茎勃起之后个体之间的差距缩小了(同样道理,如果男子身材偏小,也不要担心会使女方感到不满足)。其三,女性的阴道是个极富弹性和伸展性的器官,平时其长度为 8 厘米～10 厘米。它的主要功能是作为女性性交的器官,同时也是月经流出和胎儿娩出的通道,除了女方阴道有解剖上的畸形、狭窄等特殊情况以外,其大小可以随阴茎或胎儿的大小而调节。可以想象,作为胎儿娩出的产道,要容纳即使偏大一些的阴茎是根本没有什么问题的。其四,夫妇在性生活中因为性兴奋所引起的阴道与阴茎之间的润滑作用,加之女性在性兴奋时大小阴唇通过肿胀、充血作用,客观上为阴茎的进入、抽动提供了足够长度,女性阴道的敏感处主要在外 1/3处,所以男女双方无论是哪一方身材偏大一些都没有必要担心阴茎与阴道大小差异带来的不满足或不适。

(2)有些青年人担心夫妇在性生活时多采取最平常的男上女下相面的姿势,由于身体的重量和性兴奋状态下的抽动动作,如果身材悬殊较大,会使女方感到不适。其实这种顾虑也可消除。主要原因是:第一,取男上女下的常用体位时,由于男子身体的重量不是全部作用在女方身体之上,有相当一部分身体的支撑点仍作用于床上,而作用于女方的这部分重量又是相对比较均衡地作用在身体的上下部分。第二,在性兴奋状态下,男子主要集中在性器官的感受上,而女方则体验身体多部位的接触,身体上部的紧紧拥抱以及深接吻等动作与身体下部的密切接触同等重要,否则性快感会受一些影响。所以,只要男方不是太粗鲁的动作,女方非但没有不适,反而会更加感到满足。第三,性生活是在一定时间之后通过夫妇双方相互调适而达到满意的,彼此知道对方的需要和可能的不适,如果确因男子肥胖等原因而引起女方某些不适时,完全可以通过适当的调节来彼此适应。比如体位可以由男上女下变为侧位或男下女上位,也可以不变体位而通过男方用双肘部支撑身体上部,既保持与女方的紧密接触又不至于太大的力量作用于女方。

62. 新婚之夜性生活前后应采取哪些必要的卫生措施?

新婚之夜初次性生活前后,男女双方都应作必要的卫生方面的准备,一则有利于防病,二则便于性生活之后的处理,减少烦恼。这些卫生措施主要包括:

(1)皮肤的清洁。全身皮肤特别是会阴部的清洁对于预防"新婚蜜月病"至关重要。通常可根据季节情况选择冷水浴或热水浴。但必须提醒新郎注意,如果准备新婚之时就想怀孕的话,热水浴的水温不宜太高,清洗的时间不能太长,因为温度偏高对精子有可能造成损害。另外,热水浴过长或水温过高,容易引起全身皮肤的血管扩张,浴后不宜立即过性生活,应休息片刻比较适合。

(2)根据需要准备必要的避孕药具。为预防疼痛或插入困难,可准备一些含有镇痛剂的软膏。

(3)卫生纸的准备,可供事后使用。

(4)准备 3~4 块纱布,以便需要时用于新娘压迫止血。

(5)大小适宜的干净毛巾 2 条,主要用于防止沾脏床单,以及事后擦拭身体。

这些物品的准备,通常习惯上由新娘准备,但新郎应主动提醒,最好是直接参与,这样可能会使新娘感觉更周到,而且选择的物品会更适合,如避孕套的大小新郎自己选择更加准确。

63. 什么是男性性功能障碍？它是否对生育产生影响？

男性正常的性功能包括性兴奋、阴茎勃起、性交、射精、出现性欲高潮以及勃起消退等一系列复杂的生理活动。这些活动受精神、神经和内分泌的影响，同时必须有正常的性器官和必要的性刺激方可完成。上述任何方面的疾病或病理损害，甚至某些不良的影响（如性心理障碍），均可对正常性功能造成干扰，发生程度不等的性功能障碍。

男性性功能障碍主要表现为阳痿和射精障碍，后者包括早泄、射精困难、逆行射精。

怀孕和生育的基本条件是精子与卵子相结合，在一般情况下，不能完成在阴道内射精就不会有生育的可能。阳痿和射精困难、逆行射精和部分早泄的患者都不能达到在阴道内射精的目的，所以这些都是男性性功能障碍导致不育的重要原因。这种障碍不仅会影响夫妻从性生活中获得精神上的满足，影响感情，而且由于不能怀孕，容易给一些家庭带来无子女的遗憾，这是引起婚姻破裂的原因之一。因此，有性功能障碍的人，应尽早就医以便进行合理治疗。

64. 什么是阳痿？怎样治疗？

在异性的爱恋下有性交要求，但阴茎不能勃起，或虽能勃起但程度不坚硬，阴茎无法插入阴道，或在插入之后不能维持勃起状态以完成性交，称为阳痿，属于男性性功能障碍的一种，在成年男性中其发病率约为10%。根据以往是否有过成功的性交，可将阳痿分为原发性和继发性；根据发病原因，可分为器质性和精神性（也有人称之为功能性），前者是由于疾病引起，而后者则为精神、心理因素或高级神经活动功能障碍所致。先天畸形或先天性疾病所导致的器质性阳痿都为原发性。

过去认为，90％的阳痿都是由于精神或心理因素所致。随着近年研究的深入和诊断技术的提高、创新，发现有30％～50％的阳痿是器质性病变所致，也有一些则是精神性与器质性的混合影响。

引起器质性阳痿的主要原因有：糖尿病（有40％～60％可以发生阳痿）、甲状腺功能亢进或低下、肾上腺皮质及垂体功能低下、饮酒过度引起的慢性酒精中毒、先天性睾丸发育不良、先天性尿道下裂等，脊髓外伤或病变引起的截瘫患者常有阳痿。

许多药物的大量或长时间的应用，也可引起阳痿，主要的有：治疗消化性溃疡、肌肉运动功能障碍等疾病大量应用抗胆碱类药物，如溴本辛、普鲁本辛、阿托品、山莨菪碱等；长期应用治疗高血压及外周血管性疾病等的抗肾上腺素能制剂，如甲基多巴、胍乙啶、利血平、肼苯哒嗪等；镇痛药物中的吗啡、阿片；有些镇静药物，如安定、眠尔通、利眠宁等可以引起性欲减退及降低勃起功能；冬眠灵、丙咪嗪、阿米替林、多虑平等用以治疗神经官能症及精神病的药物也可干扰勃起功能。

由于精神、心理因素造成的阳痿，通常见于下列情况：新婚之夜因精神过度紧张，首次性生活失败，或婚后最初几次的性生活失败，而在其下一次性生活时突然回忆旧景，心理出现紧张（此种紧张来自对性交成败的担心，对妻子态度的担忧），脊髓的勃起中枢突然受到抑制，已勃起的阴茎又变松软，导致性生活失败；婚前有长期的手淫史，看了一些有关生理和性知识的书籍后总感到有一种强烈的负罪感，造成了情感的紊乱，出现了阳痿；青少年时期在性问题上有不轨行为，受到过严厉惩罚而留下心理影响；夫妻感情不和，不信任；性生活时心理过于紧张，如居住拥挤"隔墙有耳"，或担心性生活后会怀孕，中途停止性生活等。从心理角度分析,这类阳痿主要源于紧张、焦虑。

精神、心理因素引起的阳痿,与疾病引起的阳痿有不同之处。疾病引起者,无论有无配偶的性刺激,阴茎都完全不能勃起,而精神、心理因素引起者,可在睡眠中有勃起现象,或在性兴奋时勃起,准备性生活时又突然软缩。

发生阳痿当然是一件不愉快的事情,它不仅使性生活不能正常进行,而且还会给夫妻双方造成心理上的不安,感情上的不和甚至痛苦。但阳痿并非不治之症。

首先,要认真分析造成阳痿的原因。如果是心理因素引起的,要从心理方面治疗,重点是消除紧张和焦虑,比较容易恢复正常性功能;如果是身体疾病引起的,应针对疾病治疗;如果是某些药物引起的,可在医生指导下更换药物。总之,一旦发生阳痿,必须树立战胜疾病的信心,患者和妻子都要了解这一点。有病及时就医,不要不好意思,治疗要有恒心。妻子的同情、谅解、体贴和负责态度,尤其在性生活中积极主动地探索性爱手段,不强求用性生活来满足性乐,这对于丈夫阳痿症状的缓解,重新恢复正常性生活至关重要。反之,妻子哪怕是轻微的埋怨、不悦,甚至吵闹、提出离婚等,都可能加重丈夫的心理障碍,使之更加焦虑、内疚和恐惧,从而对治疗非常不利。

治疗精神、心理性阳痿,也不可一味侧重于寻找心理原因。进行心理治疗,还可以配合其他方法,比如生活要有规律,改善全身的健康状况,增强体质,参加一些有益身心的文化体育活动,放松紧张情绪等。也可适当地应用一些药物(如男性激素,中药鹿茸、冬虫夏草、肉苁蓉、巴戟天等),但应在医生的指导下使用。也有人主张,夫妻之间可暂时分居一段时间,待精神、情绪好转后再同居,以利于性兴奋的恢复。这一点可作为参考。

有一点不能不强调,一个性功能健康的男子,有时也可能偶然发生阴茎不能勃起,而使个别一二次性生活失败。这是不足为奇的事情,不要轻易地看作阳痿,比如疲劳过度、病后体质未完全恢复、脑力思考过度,特别是精神压力过度或受到过度刺激时(有时本人甚至当时未觉察到,因为精神因素的影响可以是多种多样的。往往是在性功能恢复了,才恍然大悟,才想起这次性活动的抑制是因为一时的过度的精神压力或刺激所引起),都会影响阴茎的勃起。这样,偶然不能勃起,严格地讲都不能算作阳痿。需要注意的是,由于精神压力或刺激,使人抑制出现了不能勃起的这种现象,如时间较长,宜针对心理问题获得医生的指导治疗(包括必要的药物),因为负性情绪对健康有害且广泛,医生的指导有助于问题的解决。还有一些情况也应与阳痿区别开来,如射精之后阴茎迅速自然软缩,进入"不应期",不应误认为是阳痿;勃起之后很快射精随之软缩,属于早泄而不是阳痿。

总之,无论男女,都有可能在某个时间内处于疲惫和需要休息的情况,不宜轻易地将其与性功能的强弱联系起来,特别是做妻子的不要过多地关注丈夫的性功能状态(尽管有时并非出于性的要求),夫妇双方都不要把性的能力与所谓"男子汉大丈夫气概"联系起来,或对性生活抱有太高的期望,否则,它不仅无形中给男方造成一种心理压力,也无益于性生活的美满与和谐。

65. 什么是早泄?怎样防治?

性生活过程中射精过早称为早泄,是男子性功能疾患中最为常见的一种。然而,对"早"字的时间概念至今仍然看法不一,有的学者把阴茎进入阴道30秒钟以内射精定为早泄,有的则定为 1.5 分钟。另有一些人把性生活时间短暂,没有使女方达到情欲满足称为早泄。这一观念又难以为人们所接受,因为女性达到情欲高潮要比男性为慢,夫妻性生活的和谐,使其共同达到情欲高潮,是在夫妻双方逐步取得经验的过程中而获得的。男子阴茎勃起后在阴道内维持的时间长短,与体质的强弱、性欲的强弱以及年龄的差异都有关系,即使同一个人在不同的时间、环境中或在不同的心理状态下,有时也存在比较大的差别,而女子对性生活中男女双方刺激的强度、方式、时间以及对性高潮的体验也同样存在差别,所以,这种观点也只能作为"一家之言"。

毫无疑问,性生活时,阴茎尚未进入阴道或刚刚准备性生活就发生射精,称为早泄是肯定的。但这个界定又似乎过于严格了些。目前一般认为,青壮年健康男子在一般规律下的性生活,阴茎插入阴道后 2~6 分钟射精视为正常。

如果是在新婚蜜月,尤其是在首次性生活、夫妻久别重逢等精神过度兴奋状态下出现过早射精,不能算作病态,只有经常或每次性生活时都出现过早的射精才称为早泄。

引起早泄的原因是多方面的,但最为常见的还是精神因素,如精神情绪过度兴奋、激动,或者是经常在怕人发现的环境下性生活出现快速射精,以后形成了快速射精的习惯。婚前有长期手淫的习惯或婚后纵欲等,也可引起早泄。从疾病方面来讲,包皮过长、尿道炎、前列腺炎,都可导致早泄的发生。

早泄通常带来男女双方的不满足感,久之甚至感到痛苦。尤其是女方因长期性欲得不到满足,容易产生一些不满情绪,甚至蔑视、敌视丈夫。

"解铃还需系铃人",既然情绪紧张是引起早泄的重要原因,因此要设法调整自己的情绪。男方应该相信早泄是完全能够治愈的。在准备性生活时,尽量使自己的情绪平静些,双方生殖器接触时不宜太猛,这样可以逐渐改善不能控制的提前射精习惯。对女方来说,应该认识到这种不能随意控制是因为精神因素或疾病所造成的,应给予安慰、体贴和鼓励,彼此间充分合作是治疗能否成功的关键一环。因此,妻子要主动、积极和正面配合,尤其是双方都要摒弃种种不必要的顾虑、焦急、恐惧与紧张心理,并认真阅读一些介绍性心理和性生活方面的书刊,掌握一些必要的知识以指导性生活。

当然,调整情绪和解除不必要的顾虑也有一个过程,不可能立竿见影。现代医学已经摸索出一些具体的治疗方法。目前最主要的治疗方法是行为训练疗法,具体包括以下几种:

(1)变换性生活的体位。国外有学者主张,早泄时应放弃传统的男上女下的性生活体位,因为在这种体位时男子要注意支撑体重,会造成脊髓与神经的兴奋性增加,会提高肌肉的张力,这对治疗早泄不利。因此建议改变体位,采用女上位、侧位等体位,以延缓射精。

(2)适当增加性生活的次数。国外有学者指出,短时间内反复性交,可以延缓男子的射精,同时能增加性满足的可能性。分居生活的夫妻通常在久别重逢后的前一二次的性生活时射精都比较快,主要是夫妇分别后使性生活间隔时间较长。由此可见,适当增加性生活次数,有利于延缓射精,缓解紧张情绪。但从健康角度看,必须掌握"适度",否则就会顾此失彼,危害健康。也有学者认为,有了早泄的习惯后,夫妻应间隔一个时期再过性生活,这样可打破已形成的早射规律,有利于射精功能恢复。这些意见都有一定道理,可根据情况摸索性地选用。对于少数因纵欲引起的早泄,理所当然地应当节制性生活,否则早泄的状况不会缓解。

（3）阴茎耐受训练。常用的为捏挤疗法，是指捏压阴茎头或阴茎根部，缓解射精的紧迫感，达到延迟射精的目的。采用此种疗法，一般认为女方操作要比男方自己操作效果好。本法在延缓男方射精的同时也增强了女方性的欣快感。

具体方法是：当男方阴茎勃起时，暂不进行性生活，女方把拇指放在阴茎系带的部位，食指与中指放在阴茎背侧的冠状沟的上下方，轻捏挤压 4 秒钟，然后突然放松。捏挤的压力方向是自前向后，不要横向捏挤，以男方不感到疼痛为宜。按此方法操作捏挤 4～5 次，如果男方感到有不可控制排精感时，女方立即捏挤阴茎头 4～5 次，这样可以缓解射精的紧迫感，使阴茎暂时变软，避免射精。经过几天的捏挤后，男方的自信心有了增强，可把此法转入性生活阶段。性生活的体位采用女上位的姿势，在准备将阴茎插入阴道前，女方用捏挤法 3～5 次。进入阴道后静置不动，此时男方不要用阴茎摩擦阴道，男女双方都把注意力集中在其他方面的感情交流上，待阴茎在阴道内短时放置后，女方把阴茎拔出再次施行捏挤法 3～4 次，然后再插入阴道内。此时阴茎在阴道内开始作缓慢的摩擦，待男方感到快要射精时，提示女方再次拔出阴茎进行捏挤。如能在阴道内放置 4～5 分钟时，可以摩擦阴道并加快速度，让其射精。

经过两周左右的捏挤法后，射精过快现象得到改善，排精时间延长，可以改变捏压部位，采用阴茎根部捏挤法（拇指及食指、中指分别从冠状沟处，移向根部而方向不变），这样就无需采用女上位的姿势，也可免除反复拔出的麻烦，可进入正常的性生活。

（4）阴茎脱敏训练。此类方法是设法降低阴茎的敏感度，目前处于尝试阶段。具体方法是：在保暖条件下用 40℃左右的温水热敷阴茎、阴囊及大腿内侧,约 10 分钟后以肥皂水润滑阴茎,用双手轮流握住阴茎根部向阴茎头方向快速滑动,使掌面依次刺激阴茎根、阴茎体、冠状沟及阴茎头部。每天训练一次,并由每次操作 1 分钟,逐渐增加至能够耐受为宜。在训练时不能射精,如出现射精紧迫感时,停止刺激,并对阴茎、阴囊用冷水降温,防止射精。这种方法 20 天为 1 个疗程,治疗期间不过性生活。1 个疗程结束后休息一周,再进行下 1 个疗程治疗。若能耐受连续 50 次以上快速刺激,则可以恢复性生活。

配合行为训练疗法,还可选用其他一些治疗。如性生活前用冷水毛巾等对性器官进行冷敷 10～15 分钟;戴阴茎套性交;性生活前在阴茎头部涂抹局部麻醉剂(如 1% 达克罗宁溶液,1% 地卡因溶液等);性生活前 1 小时口服镇静剂,如比较常用的安定 5 毫克一次服用,会有一定的帮助(当然只应偶然使用,不能作为常规性办法)。中医中药包括针刺治疗,也都有较好的治疗效果。

应该强调,早泄的病因治疗同样不可忽视,如包皮过长、包茎者,应作包皮环切手术;因尿道炎、前列腺炎局部刺激引起者,应采用消炎药物等方法及时治疗。

66. 什么是射精困难和逆行射精? 如何防治?

射精困难和逆行射精都属于射精障碍,是男性性功能障碍的常见表现形式。有的青壮年男性有性欲,阴茎也能勃起,可以过性生活,但不能射精或不能在女方的阴道内射精,或射精过晚,这些都称为射精困难。在射精困难的男子中,有的人性生活时不能在女方阴道内射精,但单独一人用手淫方法或女方用其他方法可以刺激其射精。这些情况大多数都是精神、心理因素造成的,如担心射精后使女方怀孕;或受宗教迷信封建思想的影响,把性生活看成是卑下、罪恶之事;有长期的手淫习惯致使在强刺激下方能射精;性生活过于频繁也可造成不射精或精液过少;夫妻感情不好、男方有性心理障碍等。疾病引起射精困难主要见于:脊髓损伤、某些内分泌疾病、生殖器官的畸形等;有包皮过长特别是包茎的男子,在性生活时通常由于阴茎头不能直接接受女方阴道的快感刺激,也可引起不射精。

预防和治疗射精困难,也应区别对待。属于疾病引起的,关键是治疗原发疾病,如用手术的办法矫正生殖器官的畸形、治疗包皮过长或包茎等。属于精神、心理因素引起的,比较容易纠正和治疗,要学习和掌握一些必要的性知识,了解性生活在促进身心健康和夫妻关系中的作用和意义,选择适合自己的避孕方法,消除性生活中的顾虑,都有助于正常的射精。对于性生活过频者,应适当节制。

逆行射精是指在性生活高潮时,虽有射精动作和射精,但精液不能像正常人那样从尿道口射到女方阴道内,而是逆行射向男子自己的膀胱内,这也是引起不育的原因之一。从发生的原理上说,一种情况可能是膀胱颈部肌肉功能不佳,不能有效地控制、阻挡精液排入膀胱;另一种情况则可能是精液正常排出的路线不通畅,迫使精液逆向行走。造成逆行射精的原因很多且比较复杂,常见的有:前列腺切除术;糖尿病累及神经系统病变时;膀胱的创伤和某些手术后;交感神经切除术;广泛盆腔切除术;某些药物,如胍乙啶、利血平等引起的功能失调。先天性的功能失调也可能是其原因之一。在引起逆行射精的原因中,精神、心理因素不占重要位置,这与早泄、射精困难有不同之处。因此,逆行射精者应主动去医院检查治疗。逆行射精者如欲使妻子怀孕,则需要通过收集膀胱中的精液行人工受精。

67. 什么是女子性交疼痛或性交不适？其主要原因是什么？如何掌握治疗原则？

顾名思义,性交疼痛或性交不适是指夫妇在性生活时,女子不是感到愉快、陶醉,而是感到非常不适甚至疼痛。其发生时间,大多数只是在性生活过程中,有的则可持续到性生活后几小时以至几天。长期不查找原因和采取相应措施进行有效治疗,将会严重影响夫妇双方感情和性生活的和谐,甚至会破坏家庭的和睦与幸福。因此,及时地查找原因并采取相应的对策,是非常重要的。主要原因有:

(1)精神、心理因素引起的不适和疼痛。主要见于夫妇双方缺乏必要的性知识或在性生活时掌握得不好。性生活之前的准备工作不充分,女子尚未进入性兴奋,阴道湿润不够,男子过分急躁,尤其是动作粗暴,引起性交疼痛。其次还见于居住条件差或担心怀孕,精神过分紧张。防治这类问题,关键是要学习、掌握一些性生活的知识,做好性生活前的准备工作,创造良好的居住环境,用成功的性生活来消除心理上的恐惧。现今的避孕方法很多,夫妇双方应根据个人的实际情况和想法,选择有效、安全的避孕方法,不要存有侥幸心理,否则一旦意外怀孕,易引起心理上的防范,影响双方特别是女子的性感情。

(2)器质性因素(或称病理因素)引起的女性性交不适或疼痛,原因较多。比较常见的是女性生殖器官本身的某些疾病,如阴唇或阴道的脓肿,前庭大腺囊肿,阴蒂炎或阴蒂包皮过长,尿道炎或尿道肉阜、憩室等,阴道炎,阴道痉挛,子宫肌瘤,子宫内膜炎,子宫内膜异位症,卵巢囊肿等。

肛门直肠的某些疾病也可引起局限或弥漫性的疼痛。

为了准确判定原因,有的放矢地选择治疗,应去医院做详细的检查。正确的治疗来源于准确的诊断。为帮助医生充分了解、判断以及明确诊断,夫妇双方应注意并坦率地说明以下情况:疼痛发生的时间(性生活过程中或在插入之时);疼痛持续的时间;疼痛的性质(隐痛、刺痛或烧灼痛等);疼痛是否有比较明确的诱因(如用力过猛、撞击深部等);是阴茎接触外阴时疼痛还是阴茎插入到阴道或阴道深部时才疼痛;疼痛与姿势(体位)有无关系;自己认为可能性最大的原因是什么等。

（3）新婚之夜处女膜破裂带来的疼痛是轻微的,如果出血较多、损伤较重,除了要由医师妥善处理之外,还应注意性生活的节制,待女方休息几日,局部创面愈合之后再过性生活,以防止反复损伤导致裂痕扩大,甚至助长瘢痕出现,使以后的性生活感到不适、疼痛。

（4）进入绝经期后的女性,由于雌激素分泌减弱,性生活时阴道分泌物较少,加上阴道粘膜变薄,容易发炎和损伤,为预防疼痛或不适的发生,准备阶段应更充分一些,以激起性欲,需要时可应用些有助润滑而又无害的药膏。

68. 什么是阴道痉挛？怎样防治？

阴道痉挛是一种在试图或仅仅幻想阴茎插入阴道时,发生的阴道肌肉剧烈、持续的收缩。病情较轻的,男女双方都会感到性交不适,影响性欲的满足,但还能够勉强过性生活;病情较重者,则阴茎根本无法插入,以致不能进行性生活。

这种肌肉痉挛不能被意志所控制,可以仅限于阴道口周围的肌肉,也可能在阴道内部所有的肌肉都发生持续的痉挛,往往同时伴有外阴部、大腿内侧,甚至下腹部的感觉过敏,碰触这些部位,都将加重阴道痉挛。

阴道痉挛会对双方产生破坏性心理影响。对妇女来说,它除了造成肉体的痛楚之外,还会使她们因丈夫的性生活要求而感到惊恐、受侮辱和沮丧，于是她们常常回避性的接触；同时，又可能伴有一种功能不全的感觉，产生被丈夫遗弃的担心。丈夫对妻子阴道痉挛的反应，很大程度上取决于他们的性心理和生理的承受能力，有的可能认为自己无能而感到灰心丧气，有的则把它看作是妻子对自己的一种抵抗或反感，其性能力可能健全，但也有可能发生继发性阳痿。

阴道痉挛多系精神、心理创伤所引起，而器质性原因常常罕见，仅仅见于先天性阴道狭窄、外阴创伤、生殖器官发炎或阴道手术瘢痕等少数情况。

精神、心理创伤常常起源于幼年或青年时期的强迫性性交（如被强奸、乱伦等），也可因为初次性生活时丈夫的粗鲁，或处女膜过分坚韧在破裂时过于疼痛以致产生其后的防御性的阴道痉挛。新婚之初的痉挛则多因女子对性生活缺乏正确认识，过分的紧张、恐惧所引起。

阴道痉挛的预后一般较好。新婚期间的痉挛容易在丈夫的耐心爱抚下，紧张心理得以消除而逐渐缓解。持续不愈的阴道痉挛则应请妇科医生协助治疗，包括病因和精神治疗，必要时应选用药物或阴道扩张疗法。

69. 男子性交也有疼痛吗？如何防治？

较之女性性交不适、疼痛而言，男子性交疼痛发生率较低，其原因也基本由于生殖器官本身的炎症、瘢痕等引起，而由精神、心理因素引起者几乎没有，这一点也与女性不同。

男子的性交疼痛，表现在阴茎、尿道、阴囊、会阴部和下腹部等部位的疼痛，大多发生在性生活当时。常见的疼痛原因和防治办法有：

（1）阴茎畸形。阴茎外伤、手术后变形，阴茎头、冠状沟等处的炎性溃疡愈合之后留下的瘢痕，都可能使勃起后的阴茎成弓形改变,性生活过程中可以牵引其瘢痕或变形部位而引起疼痛。严重的畸形可请外科医生作选择性的矫正手术,较轻的则可探索体位或适宜的力量变化而减轻。

(2)包茎或包皮过长引起的疼痛,易见于自身污垢、尿碱积存于冠状沟等部位,刺激阴茎及包皮内面发炎或过敏所引起。亦可见于性生活后男子未能翻转包皮进行清洗,使妻子阴道内的分泌物,如白带等滞留在已变软的阴茎包皮内,刺激其发炎,出现湿疹等引起。手术治疗包茎或包皮过长,是根本的治疗方法。未作手术治疗的,应注意经常性的特别是在性生活前后的清洗。

(3)慢性前列腺炎、前列腺结石引起的疼痛,发生在射精时,而在此之前的抽动过程中并无疼痛。这类患者常常还有尿痛、尿频、尿急(有尿憋不住)、尿道灼热或排尿迟缓,以及会阴部或下腹部胀痛不适等症状,应请泌尿外科医师诊治,结合肛门指诊和前列腺液涂片检查,可以获得明确诊断和指导治疗。除了选用抗生素、物理疗法(如热水坐等)以外,禁酒、禁有刺激性食物也是必要的。有专家认为,这类患者仍应过正常的有规律的性生活,而不要禁欲。

(4)性生活时间过长,次数过频,或性生活中用力过猛,都可以损伤布满丰富的血管、神经而又细薄的阴茎皮肤,从而引起疼痛。这是男子本人应充分注意的。

(5)有些男子对某些避孕药具(如避孕套、避孕药膏、药膜等)产生过敏,出现过敏性皮炎而疼痛。一旦出现此情况,下次不用同类药具即可避免。如在阴茎抽动过程中,龟头感到硬物的撞击疼痛,而妻子又是上避孕环者,应注意是否存在器具脱落在阴道内的可能。

(6)射精困难患者,在性生活中已完成了性反应过程中的兴奋期,又不能射精使性生活过程全部完成,可能由于阴茎以及盆腔器官的持续充血,引起小腹部疼痛而牵引睾丸和阴囊的疼痛。这种情况,关键要治疗射精困难,使一次性生活的各个过程依次完成,即可避免疼痛发生。

70. 怎样掌握性生活的频度?

正常、适度而和谐的性生活可使夫妻生活幸福,它能让夫妻双方感到精神愉快、心情舒畅,有更充沛的精力从事自己的工作和劳动。由于每对夫妻在生活中建立的规律和习惯不同,即使同一个人,其性欲也受年龄、体质、性格、职业、气候、环境、情绪等多种因素的影响,因此每对夫妇很难开出一个性生活频度的最佳"协定处方"。通常地说,新婚期间以及婚后的前几个月甚至1~2年内,夫妻分居生活久别重逢,性生活较频,多数每1~2天一次,甚至更多一些,都是正常的。婚后时间较长,尤其是长期生活在一起的,一般都可以通过彼此的调适,找到比较适合自己的性生活频度。总的趋势是随着年龄的增长,次数逐渐减少。

性生活的频度是否适合,可以次日的感觉作为判断标准。如果精神饱满,工作精力充沛,双方无疲劳感觉,甚至反而觉得精神舒畅,就说明频度适合;反之,若次日出现精神不振,头重脚轻,四肢酸痛,头晕,腰酸等不适感觉,那就说明过度了,应当加以节制。

有时,由于体质的差别,或夫妻一方工作承受的压力不同等特殊原因,夫妻之间对频度的要求有些差异,尤其是在某一个时间段内,有些差异是很正常的。这时,要求较强的一方应当多迁就、照顾较弱的一方,夫妻间的性生活是以夫妻的恩爱、体谅和合作为基础的,任何一方勉强地要求对方满足自己,都容易造成不悦甚至反感,这是应当特别注意的。性生活有一定的间隔,不仅有益于身心健康,而且会增加夫妻间的亲昵、性的愉快与满足。每周一次的性生活常常比每一二天一次更冲动、更满意。疏密有度,是夫妻性和谐的重要因素。

无论夫妻双方的身体如何,都应掌握一个适度,强调"乐而有节"。节欲是历代医学家房中养生学的基本原则和精要所在,是在"欲不可禁"和"欲不可纵"的认识基础上作出的理性平衡,任何一种走极端的态度都是不可取的。禁欲有损健康,但纵欲的危害同样不可忽视。"风流皇帝易短寿",一语道破了纵欲的严重危害。双方都应了解性生活的放纵无羁、无节制,会使人体质下降、过早衰老,引起某些性功能障碍,有些人的阳痿、早泄、遗精等,常常是纵欲过度的结果。沉湎于过多的性生活,还可以消磨人的事业进取心和斗志,时间久了会使人精神颓靡,意志衰退,这是应当警惕的。

71. 夫妻性生活持续时间过长会影响身体吗?

一次性生活中,如果从性兴奋到结束时的时间太短,特别是夫妻相互调动的阶段和阴茎插入之后持续的时间太短,丈夫即发生射精,通常会引起妻子的不满足感。所以,为使双方都能从性生活中得到满足,一般认为,一次性生活用 5～15 分钟的时间来完成是比较适合的,只要不是性生活过频,通常不会影响身体。

有些男子有较强的控制能力,在一次性生活中,人为地控制射精时间,甚至企图使妻子出现第二次性高潮,把一次性生活的时间拖延得很长,这对身体是不利的。一方面,从性生活的反应过程看,性生活时不仅两性的性器官处于高度充血状态,而且从性兴奋到高潮期,人体的许多组织器官都参与了这一特殊的生理过程,如全身肌肉紧张度和肌群的收缩明显增强,心跳加快,心肌收缩加强,呼吸加深加快,血压升高,全身皮肤血管扩张和排汗增加等,因而机体的耗氧量明显增加,代谢增强。过长的性生活会使人感到疲惫,易引起双方的腰酸、乏力等不适,从而影响次日的工作和学习。

另一方面,两性性器官在高度充血状态下的密切接触和活动,比较容易诱发和引起女性的泌尿系感染、月经紊乱等,男子则较易引起前列腺炎等。

所以,夫妻性生活应以一次性快感即止,而不要无节制地人为延长时间。这样既有益于双方健康,又能使性生活长久地和谐。

72. 性生活安排在什么时间较适合？清晨过性生活好不好？

性生活安排在什么时间,通常应考虑两个问题:一是不在疲劳的状况下过性生活。二是性生活之后应有一个比较充裕的休息时间以消除疲劳。

基于这样的原则,性生活最适当的时间是在夜晚入睡之前,它更有利于性生活之后有充分的休息和恢复体力的时间。有时夫妻中的一方因白天工作任务较重,身体已感疲劳,最好先睡片刻再过性生活比较有利,这对于有早泄习惯的人或中年之后,尤其是体质较差的人更为重要。

我国清代戏曲理论家李渔认为,夫妇房中事,是人间福地乐园,但如不善处之,往往化为"启妒酿祸"之所。他提出的节欲观,有许多可供今天借鉴或参考之处,如忧患伤情时要节欲,饥饱方殷要节欲(即饥饿或饱餐后),劳苦初停要节欲,新婚乍御要节欲。

不少人比较关心在清晨过性生活是否适合的问题。在传统的认识中,最忌讳的是这所谓的"五更色"(或称"黎明色"),理由是性生活之后不久即起床,有碍体力恢复,影响起床后的工作和一日生活。当然对这个问题应作具体分析。"五更"只是一个比较模糊的时间概念,关键要看性生活后到起床时是否有一段比较充裕的休息时间。目前国内有学者认为,性生活后起码应有 1～2 个小时以上的休息是必要的。

正因为如此,在清晨过性生活,是一件利弊皆存的事情,因为在充分的睡眠之后过性生活,此时的体力、精力通常能够胜任性生活付出的需要,相对地说比较容易体验性的欢愉和满足;不利之处是对大多数人而言很难有充足的休息时间。这要依夫妻的具体情况权衡利弊。

有少数夫妇由于养成了习惯(或者说"生物钟"规律使然),在清晨过性生活比在夜晚入睡之前双方都感觉更满足,性生活之后有一段适宜的卧床休息时间,起床之后又无任何不适,那么就不必强求一定要改变规律,顺其自然未必就不好。

73. 什么叫受孕? 必须具备哪些条件才能受孕?

所谓受孕,是指男子射出精液中的精子,经阴道、子宫腔向上游动,抵达输卵管时与女子卵巢排出的卵子结合成为受精卵这个过程。

受精卵在输卵管内慢慢地往子宫方向运行,经 4～5 天后到达子宫腔,并埋入到子宫内膜里面,称为受精卵着床。受精卵着床后,得到子宫内膜给予的丰富营养滋养,不断地生长和发育,直到足月分娩。这个过程如从末次月经的第一天算起,约为 280 天,即 40 周。若以 28 天为一个月经周期作为一个妊娠月计算,恰巧为 10 个妊娠月,所以人们经常说"十月怀胎"。

受孕是一个极为复杂的生理过程,必须具备以下所有条件方能正常受孕:第一,女方的卵巢能周期性地排出正常和成熟的卵子;第二,男子的精液中必须含有足够数量并具有正常活动能力和正常形态的精子;第三,精子与卵子相遇的通道必须畅通无阻,精子要在适当的时机(女方的排卵期)与卵子结合才能成为受精卵;另外,如从受精卵要继续发育成胎儿这个角度看,还应有第四个条件,即受精卵要在子宫内正常生长发育,还必须能通过输卵管到达子宫腔内,而子宫内膜又必须在激素的作用下变得适合受精卵着床的良好状况,着床后的胚胎能吸取母体中的营养物质来维持其发育和生长。

在以上这些基本条件中,缺少任何一个因素,或由于病理因素或由于人为因素,使其中任何一个环节发生了障碍,就有可能导致不孕。了解这一事实的实际意义在于,当婚后在没有避孕的情况下,如果不能怀孕,应从上述的各个环节并从男女双方来寻找原因,绝不能主观臆断地把责任推给任何一方,也不应不经过检查轻易地认定具体的原因。

74. 什么是避孕? 常用的避孕方法有哪些?

所谓避孕,就是用人工的科学方法破坏受孕的基本条件或阻断受孕的某个环节,以达到暂时避免怀孕的目的。对避孕有两个基本的要求:一是不能影响男女双方的身体健康;二是尽量少影响或不影响性生活。目前国内广泛使用的避孕方法,大都能达到这两个基本要求。目前常用的避孕方法主要有:

(1)阻止睾丸产生精子,如男性口服避孕药。

(2)抑制卵巢排卵,如女性口服长效和短效避孕药以及注射用避孕针剂。

(3)阻止精子与卵子相遇。这方面的办法较多,如体外排精;安全期避孕(避开女子的排卵期过性生活);利用避孕工具,阻止精子进入阴道或子宫腔,如男用阴茎套、女用阴道隔膜等;利用药物杀灭进入阴道内的精子,如各种用于阴道内的避孕药膏、药膜、药片和药栓等;利用某些药物使子宫颈粘液变稠,不利于精子进入子宫腔,如女用口服短效避孕药和探亲避孕药。

(4)改变子宫腔内的环境,使其不利于受精卵的着床和植入,如各种宫内节育器、短效口服避孕药和探亲避孕药。

有些避孕方法,它所干扰正常受孕的环节可能不止一个,如短效口服避孕药,既可以抑制卵巢排卵,又可以干扰受精卵的着床;宫内节育器的主要作用是干扰受精卵植入和着床,但近年也有人在研究中发现,它还可以干扰精子在输卵管中的运行,并损害精子和卵子,阻止了受精。

人工流产是对已经在子宫腔内着床的胚胎,采取机械性或药物性的办法将其与子宫腔分离,并排出体外,阻止胚胎继续生长发育的一种办法。它不是一种避孕方法,只是避孕失败或未采取避孕措施而又不准备生育的一种补救措施。

75. 新婚采用什么避孕方法好?会不会影响性快感?

新婚夫妇在性生活方面正处于适应阶段,性生活又比较频繁,生殖能力旺盛,选择以下方法避孕较为适宜:

(1)口服短效或探亲避孕药。因为这些药的成分主要是人工合成的黄体酮与微量的女性激素,这些成分均是人体内自然存在的激素,又是低剂量,不会对人体健康造成什么危害,所以是方便、安全的方法,实际应用效果也比较可靠。有些人应用后出现了闭经或月经减少,是口服避孕药的常见副作用,原因是服药抑制了排卵,停药后即可恢复。必须注意按规定服药,否则易导致避孕失败。这种方法对双方的性快感都无影响。

(2)在夫妇性生活有了一段时间的适应之后,可选用男用阴茎套或女用阴道隔膜的方法避孕。它是通过阻断精子与卵子相遇的机会从而达到避孕目的的,只要型号大小选择适当,使用方法正确,避孕效果也是可靠的。女用阴道隔膜对性快感也无影响。男用阴茎套,不仅效果可靠,而且很大的优点是合乎性卫生的要求。有些男子应用时可能会对双方在心理上产生不满足感,总觉得有一层薄膜在两性器官之间相隔(实际上确实如此)。由于近年国产的避孕套的质量已有很大改进,不仅很薄而且滑润度也很好,只要应用习惯了,是不会有什么不满足之感的。如果开始应用时把性生活间隔时间安排长一些,或在爱人出差返回之后应用,能使这种心理上的影响大大减少。

(3)避孕药膜、药膏、药片、药栓,都是通过杀灭精子来达到避孕目的的物品,效果比较可靠,对性反应过程的任何环节都无影响,也不会影响性快感。缺点是有个别人会发生过敏。

因为新婚阶段性生活尚无明显的规律,加之双方都缺乏经验,所以不宜采用体外排精和安全期避孕,一般也不选用长效避孕药。

需要说明的是,由于口服避孕药和避孕药膜、药膏、药片、药栓都有可能对精子或卵子产生不良影响,如果万一不慎避孕失败而怀孕了,为避免畸形儿或残缺儿的出生,应中止这次妊娠。而且必须注意,凡使用这些药物(含男用避孕药)避孕的夫妻,如果决定受孕的话,一定要根据医生的要求,在停止使用这些药物的一定时间之后方可选择时机受孕。在这个"一定时间"内可选用阴茎套避孕。

76. 体外排精避孕法有哪些利弊?

在诸多的避孕方法中之所以要把体外排精专门作为一个问题加以讨论,是因为它对新婚夫妇而言,避孕效果和对性快感的体验影响更大一些。

体外排精法,就是在正常性生活时,当男方进入高潮,即将射精的瞬间,把阴茎抽出将精液排在女性阴道之外,以达到避孕的目的。这种方法除需要一块毛巾或一叠卫生纸接纳精液外,不再需要其他任何物品,因此,只需人为控制,既经济又简便。在避孕药具问世之前,民间已经懂得并采用此法避免受孕了。直至今天,有些夫妇由于训练有素,配合默契,仍采用此法避孕,也确实达到了避孕目的。因此,对一部分人而言,它被认为是一种简便的自然避孕方法。

然而,这个方法也存在两个比较明显的弊端,对新婚夫妇显得更为突出。

(1)它的避孕效果并不理想。从理论上讲,把精液排在女性生殖道之外,可以起到阻止精子与卵子结合的作用,但事实上并不可靠。一是众多的男子都很难掌握阴茎抽出的准确时间,在性高潮来临之时,难以做到及时抽出,往往使最初的那一小部分精液排到了女方的阴道内,而射精时最初的那部分精液中恰好精子数目最多,极容易受孕。二是男子生殖生理规律和大量实践证明,并非只有在射精时精子才由男子生殖道内排出,常常是在射精动作发生之前,在男子阴茎抽动即持续性兴奋过程中,伴随着输精管的收缩,积存于输精管内的少量精子,也会通过生殖道内的分泌液而溢出。因此,即使有很好自控能力者,体外排精虽能准确把握时机,但对这种在射精之前就可能存在的精子外溢现象也无法控制,所以其结果也有可能导致避孕失败。而且这两种情况都难以被男子所察觉。

(2)这种方法容易引起双方的精神紧张和影响性生活的快感。因为体外排精就是中断性交过程,它影响了男子性生活反应的全过程,对双方都产生了不容忽视的生理和心理影响。

从性生活的反应过程看,男子的性反应过程是由生理刺激及心理刺激在中枢神经大脑皮质的支配调控下完成的。男子性兴奋后,首先表现为阴茎勃起,当性兴奋逐渐增强达到高亢水平时,阴茎勃起会更坚硬,直至达到高潮并产生射精。由于在勃起初期程度并不充分,很容易受到外界干扰或情绪变化而消失。如果这种干扰反复出现,就会影响阴茎的勃起功能,造成性功能障碍。因为体外排精者,必须警惕、防止精液的射出,因而在性生活时其精神和心理上有负担,这种紧张状态不仅满足不了性兴奋的要求,而且也影响性兴奋高潮的出现,加之在出现高潮时又要强行地抑制射精,所以,久而久之就有可能出现中枢神经和腰骶部射精中枢的功能障碍,导致性神经衰弱症。临床上确有一些早泄、阳痿患者,是由体外排精所造成的。

新婚夫妇对性生活的体验和摸索,需要遵循正常的生理过程来实现,采用体外排精方法对这种实践探索并无益处,故以不用为好。

77. 什么叫紧急避孕?紧急避孕可选用哪些方法?

紧急避孕是在没有防护的性生活或避孕失败后几天内所采用的一种紧急补救措施,目的是预防非意愿妊娠,减少流产的发生。

国内权威专家指出,安全流产已成为当前世界各国和国际组织极为关注的问题,因为它关系到女性的健康。根据世界卫生组织和世界银行提供的统计数据,不安全流产在非洲和南美洲最高,占 30‰左右,而死于不安全流产的女性人数却是亚洲和非洲最高,约占 35‰以上。

我国由于实行计划生育,妇女的总和生育率已明显下降,但近些年来,由于非意愿妊娠而不得不做人工流产的人数明显上升。这不仅增加了社会负担,而且导致的相关并发症也直接威胁着妇女的健康,这种现象已引起政府部门的高度重视。

在计划生育规划中引入紧急避孕,通过宣传、教育、信息传递方式推广紧急避孕,是近年来许多机构和组织所推荐的。

在许多人看来,只要精子进入了女性体内,仿佛"生米已煮成了熟饭",一切都为时已晚了。其实不然,精子进入阴道后要经过艰难的爬行,穿过宫颈粘液、子宫腔,到达输卵管等待与卵子相会。在结合成受精卵之后又要往回走,重新回到宫腔定居(医学上称为着床)。研究发现,要完成上述程序,起码得花费5~7天的时间。由此可见,在事后完全有足够的时间通过一定的医疗手段来阻止妊娠的发生。

对于大多数妇女来说,紧急避孕方法是有效和安全的,并且使用简便。因此,在没有保护措施下发生性行为后,为减少或避免宫内妊娠和宫外孕的发生,可以选用以下紧急避孕法:

(1)毓婷。即人们通常所说的"紧急避孕药",目前已作为非处方药上市,可在药店或计划生育服务机构购买。在无保护性生活后72小时内,尽早服用该药1片,12小时后再服1片(注意在服药后2小时以内有呕吐的,应尽快补服一次)。由于此药只含低剂量的孕激素,因而不良反应的发生率较低,使用较为方便。为防止发生意外,育龄夫妇可事前购买备用。

(2)复方左旋18甲避孕药或复方18甲避孕药,均属短效口服避孕药,也可作代替使用。其服法是:在无保护性生活72小时内,选以上两种药中的一种,尽早服用4片,间隔12小时再服4片。

(3)也有人推荐或介绍单次服用小剂量的抗孕激素——米非司酮,仅服25毫克即可获得同样的避孕效果。

(4)放置宫内节育环。性生活5~7日内,到医院或计划生育服务机构请医生为女方放置含铜宫内节育器(简称IUD)。IUD有杀伤精子、干扰其运动能力等作用,能阻止卵子受精或孕卵着床。采用此法紧急避孕，不但可对放器后的性生活起到保护作用，使妊娠的发生率降至 1%，而且还可有效地安全避孕 10 年。需要注意的是，此法只适用于经产妇或曾作过人工流产的未产妇，而未生育也未作过人工流产的妇女，采用此法可能会出现放置困难，故不适用。

以上方法的选择，就个人而言，如能获得妇产科医师的具体指导，当然是有益的。

应当特别强调，紧急避孕只是作为一种补救措施，而不能作为常规避孕方法使用。如果不打算怀孕的话，仍以选择适合自己的避孕方法主动避孕为上策。

78. 什么叫"坐床喜"？为什么不宜提倡"坐床喜"？

在现实生活中，有些新婚夫妇及其长辈，由于盼子(孙)心切，加之缺乏优生学方面的知识，常常创造条件在蜜月中怀孕，这被一些人称为"坐床喜"。实际上，蜜月中怀孕给人们带来的不是喜，而常常是忧，是不宜提倡的。原因主要有：

(1)现代医学告诉我们，要实现优生，不但要靠父母的身体素质，而且还需要诸多因素的参与和保证，其中选择最佳受孕时机也是达到优生的一个重要因素。因为新婚燕尔及其之前的一段时间，男女双方操劳婚事，四处奔波，生活很不规律，精神疲惫等，容易引起睡眠不足和食欲减退，营养物质摄入也会减少，在这种状态下所产生的精子和卵子，很可能不够健全或存在某种缺陷，至少是质量不会太高，所以此时受孕，子代很可能出现先天不良或先天不足的情况，从优生角度看，确实存有潜在危险。

(2)有些夫妇愿意旅行结婚，其间生活缺乏规律，或对新地点的气候不适应，容易使抵抗力下降，发生泌尿系感染、感冒，甚至容易遭到风疹、流感等可以致畸病毒的袭击，加之增加了使用多种药物和饮酒的机会,不仅对新娘本身有影响,而且也会增加引发胎儿畸形或其他先天性疾病的危险。

(3)新婚夫妇不仅在性生活方面有一个摸索过程,在日常生活的许多方面更有一个彼此进一步了解、熟悉和调适的过程,这需要一定的时间和精力去"有心栽花",为今后几十年的生活打下一个良好的基础。新婚夫妻在新组成的家庭中,新的角色意识的建立需要一个实践过程,如果蜜月怀孕,一下子面临许多事情需要处理,如新娘的妊娠反应、身体状态对工作的影响,考虑孩子出世之后的抚养问题、居住条件的安排或经济开支等,很可能使两位新人在心理和能力上难以自如地调整和安排,影响新婚之后感情的进一步发展,甚至蜜月中就可能产生矛盾,造成夫妇的不和。

(4)法定的结婚年龄,只是允许结婚的最低年龄,而并不是优生的最佳年龄。目前农村中的多数青年是刚到法定婚龄,甚至少数人年龄不足即结婚。这些女青年自己尚需进一步发育成熟,如果婚后即孕,无论对母体的身体健康,还是对胎儿的生长发育都十分不利,婴儿的先天性疾病和遗传性疾病的发生率高,产妇的难产发生率也相对较高。

"坐床喜"的不利因素较多,应该积极地避免。为了下一代的健康、家庭幸福,新婚夫妇应采取适当的避孕措施,推迟怀孕时间,然后选择男女双方身体都很健康、体力最佳、精神旺盛、心情愉快的时间,有计划地孕育新的生命。

79. 什么叫"新婚蜜月病"? 如何预防?

所谓"蜜月病",实际上是在新婚性生活中,由于生殖器官的不清洁和不卫生而造成的泌尿系统的感染,主要发生于新娘。女性外生殖器官较为复杂,大小阴唇构成了许多皱褶,皮肤中的汗腺、皮脂腺的分泌物以及阴道的分泌物都常积存于此处,阴道内外的分泌物中有许多杂菌,阴道后有肛门,前是尿道,彼此邻近,容易污染,加上新婚期间性生活比较频繁,使男女性器官有了密切的接触和摩擦,阴道或尿道口粘膜会受到损伤,这就为细菌的侵入开了方便之门。男性阴茎可将细菌带入女性尿道口,女性的尿道很短(只有4厘米~5厘米),加之新婚期间新娘的疲劳引起抵抗力下降,从而易使泌尿系统发生感染。轻者只发生急性尿道炎,若细菌进一步逆行向上可引起急性膀胱炎,这时往往表现为尿痛、尿频(次数增加)、尿急(有一点尿就感到憋不住,急于上厕所),重者还可发生急性肾盂肾炎,不仅出现上述泌尿道的症状,还可出现发热(甚至高热)、寒战以及明显的腰痛、全身酸痛等症状,如治疗不及时或反复发生易转成慢性,对健康危害较大。因此,一旦发生了"新婚蜜月病",应及时在医生指导下治疗,主要是选择有效的抗菌药物,如口服呋喃咀啶0.1克,每天3次,连服一周,症状消失,尿化验正常后仍应巩固治疗几天为好。同时,患病期间要暂停性生活,多饮水,适当休息。如发生急性肾盂肾炎时,应住院作系统治疗。

预防本病,关键是注意性生活的卫生。主要包括:每次性生活前后男女双方对外生殖器、外阴部要清洗,特别是男方同样要养成"用水"清洗会阴部的习惯;性生活之后女方最好排尿一次,以冲刷尿道;避免在过分疲劳或患病等机体抵抗力下降的情况下过性生活;男子如患有包皮过长特别是包茎,应尽早手术,因为积存于包皮与龟头之间的"包皮垢",易在性生活时带入女方生殖器和尿道口,引起女方尿路感染。

80. 旅行结婚时夫妻双方应注意些什么?

随着现代人观念和经济条件的变化,选择旅行结婚方式的人越来越多了。蜜月旅行与平时的外出游玩有些不同,在旅行生活中有必要注意以下问题：

（1）选择旅行的目的地，以到从未去过的地方为好，这样可多一些新鲜感，为蜜月增添乐趣。夫妇应充分商量并尽可能列出计划。出发时间宜在新婚四五天之后较好。

（2）交通工具的选择以双方都能接受为宜，特别是要照顾到新娘的习惯，如果任何一方对某种方式特别反感或不适应，如晕车、晕船等，则应设法避免，否则会使蜜月增加烦恼。

（3）由于旅行劳累，夫妇性生活应在比较充分的休息之后进行。鉴于环境对性生活会产生影响，通常人们对陌生的环境多抱有一些警觉，因此转换旅游地点不宜太频繁。

（4）不少人对新的环境难以适应，加之由于精神紧张和新婚的兴奋，容易造成失眠，可以短期使用无明显害处的安定剂或安眠药，如安定片、罗拉（劳拉西泮）等，以保证充足睡眠，减轻旅行疲劳。晚间娱乐活动要适量，不要大量饮用浓茶、咖啡，尽可能按平日的睡眠规律休息。

（5）注意饮食卫生尤为重要。许多人外出时难以适应新的环境（有人称之为"水土不服"），加之饮食习惯的改变，经常会出现食欲不好、消化不良，甚至腹泻等消化功能失调的症状，故饮食应注意以清淡为主，不暴饮暴食，不吃已经变质腐败或可疑的食物，防止"病从口入"。可携带些防治胃肠病的药物。

（6）旅行、观光等可能会出汗较多，入寝之前尽可能洗澡，条件不允许时，男女双方起码要坚持"用水"习惯。

（7）如任何一方身体欠佳，则暂不安排旅行为好。

创造和谐与甜蜜

81. 什么是婚姻的"高原现象"?

生活给人的启示是多方面的。一个运动员在进行某项技能训练的时候,开始成绩上升,但到了一定程度之后,成绩却不再上升,甚至还有所下降。这种在掌握某种技能时所出现的暂时停顿状态,就是心理学所研究的"高原现象"。

研究婚姻问题的专家也曾发现,这种心理现象有时也出现在婚姻生活中。处于热恋之中的青年男女,花前月下,卿卿我我,含情脉脉;新婚燕尔,出双入对,柔情蜜意,亲昵有加。此时,如果有心人把男女双方的感情用条线描绘在坐标系上的话,人们可以看到这条线逐日上升。但是,一段时间之后,这条情感线却不再继续上升,甚至还可能呈现出下降的趋势。丈夫嫌妻子不如以前那么温柔,妻子怪丈夫不像过去那般热情等。有人把这种出现在青年夫妻之间的情感上的暂时冷落状态,称之为婚姻中的"高原现象"。

人有审美疲劳,同一事物一丝不变地反复出现,美的程度就要打上折扣。婚姻中的"高原现象"产生的直接原因主要是生活中缺少了新意,致使彼此不再感到新鲜和富有吸引力。犹如技能学习过程中,如果没有了新的目标、内容和方法,学习者就会减弱乃至失去兴趣和动力。作为感情动物的人,谁都渴望自己拥有一个五彩斑斓、温馨雅致的精神世界。因此,青年夫妻面对这种情况,不应等闲视之,应努力从心理上和行动上加以突破,努力缩短这个"时间表",阻止日趋淡化的情感继续滑坡。因为在这个时候,无论男女都比较容易注视对方的不足或缺点,而忽视或不大看重对方的优点,有时候还经常将对方结婚前后作比较,甚至埋怨自己"看错了人",进而引起夫妻间的冷漠、轻视,小两口相对无言,长吁短叹,甚至争吵,致使双方在情感上出现难以弥合的裂痕。

解决这一问题,要依靠双方的共同努力,不仅要有良好的愿望,而且更需要培植情感的艺术和技巧,努力创造生活新意,增进彼此的信任、理解、增强吸引力,使婚后的夫妻感情进一步向前发展。

82. 婚后怎样才能使爱情生活保持新鲜感和富有吸引力?

在爱河里飘泊了很久的情侣,总想找个靠岸的地方。家是爱情的停泊地,是一种稳定的象征。

然而,婚姻如画一样,岁月有可能会使它走向平凡。为了使婚后几十年的夫妻,不仅在人世的竞逐中遇到困难、累得气喘如牛或痛苦不堪的时候想到这个"停泊地",而且即使在风平浪静的平平淡淡的日子里,仍然时时对它牵肠挂肚,因它而魂牵梦绕,除了需要夫妻双方提倡高尚的道德情操,增强对家庭的责任感之外,最好的办法就是加深夫妻间的爱,尽一切可能,让婚后的生活依然沉浸于爱情的氛围中,让对方每天仍会有新的期待和新的满足;并且,不断地提高自己,发展自己,以自己新的成就、新的风采去吸引对方,不断征服对方那颗已经属于自己的心。他们需要一如既往地用心灵、用智慧、用双手去创造新的爱情生活:

(1)在对事业的共同追求中创造两情相悦。爱情作为一种社会性的情感,注定要受到社会政治、经济、文化诸多因素的影响,不可能与世隔离,孤芳自赏。爱情是事业的动力,事业是爱情的升华。希望爱人一定要成为强人的人未必有多少,但任何一个对社会有责任感的人,都希望自己的爱人对社会给予关注,有较强的事业心,对事业有不断的追求。因此,婚后的夫妻整日卿卿我我,把自己封闭在个人家庭的小圈子之中,爱的温度是难以持久的。

事业中有了新的目标,夫妻可以在共同的憧憬和追求中,不断加深理解,共同克服困难,会给情感上的新的交融带来机会。

(2)增添新的内容,寻找新的乐趣。除了工作、学习和家务以外,应努力为家庭生活增加一些新的内容,创造发展感情的良好环境。如周末活动,可以选择和培养夫妻共同的一项爱好。这样有利于减少单调乏味的感觉。

(3)始终注重夫妻间的情感交流。赞美对方,肯定或提醒对方,一个赞许的眼神,一丝快慰的微笑,一句温情的表扬,都会给对方带来陶醉。自己外出归来,或趁对方生日,送一件小小的礼物,都会在爱人的心中荡起爱的涟漪;妻子洗衣服,丈夫过去帮一把;丈夫伏案写文章,妻子送上一杯热茶;以至上下班前后,一声温存的道别和一句亲切的问候,都会使对方感受到他(她)在自己心中的地位,产生一股满足感。夫妻之间,传递信息,表达感情的方式多种多样,看起来似乎微不足道的区区小事,只要能经常地出现在家庭生活中,都能在夫妻之间增添一份柔情、一丝蜜意。特别要注意有了孩子之后,妻子决不可把丈夫"晾"在一边。

(4)给爱人留些空间。两性的结合是感情、生活的结合,而不是个性、人格的溶解,双方更不是彼此的影子,因此不要追求形影不离。否则,就像不停地吃东西会使人丧失食欲一样,老粘在一起也会使人兴味索然。男女之间的关系,只有部分共同之点，双方能各有自己的朋友和嗜好，能有更多的话题。有分开的时候，才有想念对方的时刻。彼此给对方一个距离，一个空间，让其去渴望、去充满柔情地等待，所以，适当的小别，会增加夫妻间的新鲜感。俗话说"小别胜新婚"，从心理学上讲，这是由于人为地造成距离，使彼此在对方的心目中的形象有了常新常青，形成了一种良性的效应。从某种意义上说，没有距离就没有自由，没有距离就没有吸引，时空的间隔往往会增加爱的强度。

有少数人难以接受爱人与异性的正常交往，总担心有朝一日自己会被"挤掉"，于是常常干出一些愚蠢的事情。爱人接了一次异性的电话或家中来了一位异性朋友，或拐弯抹角地打听人家，或对来的客人左审右视；也有人以宣布"纪律"的方式控制对方的活动，包括侦察书信、干涉社交，甚至跟踪追击，使对方没有一点自由的时间和空间等。这样做的结果，决不可能赢得对方的吸引，而恰恰相反，当事人往往把自己置于被冷漠的位置。可以这样想想，"占有"得这样吃力、这样紧张、这样戒备森严，还有什么爱情可言？靠看管住的婚姻，还有多少爱情的内涵呢？爱情首先是一种自觉自愿的感情，是一种被对方的强烈吸引，是推也推不开、斩也斩不断的牵念。既然自己在婚前可以战胜一切竞争对手获得恋爱的成功，为什么婚后反而没有这样的气派，而只能凭借一纸结婚证书，或依靠压抑对方的精神生活，来苟延已到手的一切呢？

（5）为己容，为悦己者容。爱美是人的天性，无论男女皆然。婚后的夫妇，要防止在刻板、重复的家务中和朝夕相处的平淡中，把婚前的情绪和志向变得荡然无存。要注意修饰，特别是女性成家之后，决不能把对家庭的奉献与牺牲，视为自己惟一的人生意义和义务，忽略了更丰富的生活追求。一头扎进厨房,扮演"老妈子"的角色,变得无欲无求,或者不修边幅,变得苍老而呆板。即使是到了中年,甚至进入老年之后,由于男女生理上的原因,男子的魅力期比女性久远,这时更需要主观的努力,用更深的爱与新的理解,去寻求双方的共同点,重塑自己的风采。谁也不可能红颜常驻,但"先天之美虽有失,人工美则足补偿",得体的淡妆与服饰,加上端庄典雅与深沉大方的仪态,仍给人以光彩照人之感。气质虽有天生丽质一说,但更在于后天培养。

(6)多一些幽默感。善解人意,才有可能促进两情相悦。面对纷纭繁杂的社会生活,尤其是家庭生活中的锅碗瓢勺等琐事,有时确实需要多一些承受困难的勇气和驾驭生活的能力。家庭中的幽默,可以减轻心理上的压力,尤其是夫妻生活中的幽默语言,常常能激起感情上的浪花。因为幽默是坚毅、冷静、智慧、能力的象征,是家庭矛盾的调和剂。

世界上的人,大都有一种天生的本能,不愿意听到别人对自己的指责。夫妻天长地久永相守,更需要彼此的谅解和宽容的气度,天下没有完美无缺的人。无柔之刚是另一种脆弱,夫妻之间任何一方的主观急躁、埋怨指责,都会使感情趋向平淡与萎缩,这是需要克服的。

83. 什么叫爱情医学? 研究爱情医学有什么意义?

心理学家认为,人如果长期生活在不协调的环境中,心情就会变得焦躁不安,头昏目眩,自控力差,导致健康水平下降,严重者还可诱发神经衰弱、失眠以及心脑血管疾病。

婚姻状况是人类非常重要的、非常直接的生活环境,情欲活动是一种情感状态,对人的健康会产生重要的影响。因此,科学要对爱情与健康的关系加以研究和指导。

爱情医学就是研究爱情与人体健康的一门学科,涉及到医学和社会学许多方面的理论和知识。

　　人类自始至终生活在充满着爱的环境中，医学也早已认识到爱与疾病的关系。诚挚的爱情、夫妻恩爱、感情融洽、家庭和睦是健康长寿的重要因素。这是因为温暖、协调的家庭结构和关系，有利于大脑皮质功能和机体免疫功能的生理协调，从而促进体内分泌出有益的物质，以利于人的身体健康和延缓衰老。反之，失恋、夫妻反目，特别是长期的感情冲突，经常处于烦恼、苦闷，甚至敌视的情绪之中的人，常常出现食欲不振、失眠以及血压升高、心跳加快、胃肠痉挛、心慌头昏等，还经常表现为抑郁、冷漠、沮丧、精神失常、轻率乃至衰老加快等。医学研究表明，这是由于精神刺激引起体内某些化学物质改变，如体内乙苯乙胺含量产生波动，使其正常浓度处于相对稳定状态受到了破坏，当这种物质含量骤减时，人便处于精神抑郁状态。长期的精神刺激还可影响大脑皮质的兴奋和抑制平衡，使之减弱了对下级中枢神经的控制能力，久而久之会引起身心疾病，如高血压、冠心病、溃疡病、甲状腺功能亢进，甚至某些癌症等。

　　在现实生活中，人们稍加留心就可能看到这样的现象：大龄单身者一旦寻觅到了如意的爱人而成家之后，常常给人感觉年轻了许多，而感情完全破裂的夫妇，在离婚之后也往往给人们同样的感觉；恩爱夫妻的一方由于伤病去世之后，生存的这一方常常"大伤元气"，调查也表明这些人在丧偶之后的某一时间内，因病死亡的机会比同龄人要高得多。

　　爱对人体健康所产生的作用可以说是巨大的。随着我国广大人民群众的精神、物质文化生活水平的提高，人们也愈加重视科学的生活模式，这其中包含着对幸福美满婚姻的追求。深化爱情医学的研究，有助于人们树立正确的恋爱观、人生观,用科学的态度和措施去处理家庭、夫妻间的关系,调适心理平衡,保证身心健康,以期延年益寿。

84. 性爱有益健康吗?

"性爱有益健康"是国外医学界比较一致的看法,而这一看法目前也逐渐为我国医学界所接受。的确,性是人类的一种正常生理需求,性的满足感能使人享受到其他事物无可代替的身心愉悦。现代性医学分析和总结都表明,正常性爱对人类的好处,主要在于它能使人精神愉快,消除生理压抑和心理抑郁,使人体内分泌保持正常水平,延缓早衰,增强身体各器官的功能及对疾病的抵抗力,有助于养生益寿,甚至有利于一些慢性病的康复,有人喻之为"性疗效"。

在古书《史记·扁鹊仓公传》中记录过一女病人,常有腰背疼痛,伴有畏寒发热。病已久,遂请来名医淳于意。经检查诊断,此病属于内塞、月经不通,病因是由于"欲男子而不得"所致。清代名医徐灵胎则有一男性病例。此人系商人,由于在外经商多年未过性生活,致经常有气促、虚汗、失眠等表现,据说,徐灵胎"命与妇人一交而愈"。这两个例子都是从反面讲由于缺乏正常性生活而患病的例子。实际上在现实生活中,有不少医生都遇到过类似的患者,由于较长时间分居等原因,缺乏正常规律的性生活,夫妻一方甚至双方长期处于紧张、压抑之中而得不到宣泄和放松,往往出现失眠,情绪不稳定,以及因抵抗力下降频繁患感冒等,一旦恢复正常的性生活后,这些现象就会很快消失。

当今生理-心理学在对"情绪与免疫功能"项目研究中发现,正常性生活能解除紧张心理,产生积极的情绪,表现为乐观和满足。此时不仅肾上腺素分泌量处于正常水平,同时伴随而来的是释放了另一类叫"内啡呔"的物质。这种物质是一种天然镇痛剂,它能为整个神经系统创造一种轻松无忧环境,从而提高免疫系统功能,使抗病能力也随之提高。研究还发现,那些性生活正常且感到满足的人,其淋巴细胞的质量达到正常之标准值,它显示着整个免疫系统也处于正常的运转状态中,因为淋巴细胞是免疫系统的重要支柱。

国外有研究发现,性生活可减轻或治疗一些妇女的经前紧张症。威斯康星医学院的弗兰格博士认为,经前腹痛的原因是由于在月经来潮之前5～7天时间流向骨盆的血量增多,一些对此特别敏感的女性可出现盆腔组织肿胀并伴有下腹急性疼痛。而性生活进入高潮期间,由于肌肉收缩,迫使血液从骨盆区快速流回体循环中,高潮过后,肌肉又放松复原。这样,腹痛便减轻或消除了。正因为如此,有的妇产科医生对一些久治不愈的痛经妇女只要符合结婚条件,常常鼓励其尽早完婚,就因为有上述这个道理。

国内最近有一组调查资料显示,性生活不和谐或多年未过性生活的已婚妇女,其妇科疾病的患病率比对照组高,诸如阴道炎、子宫内膜炎、输卵管炎等,中年妇女更明显些。此种情况被认为是因为该年龄组的女性由于雌激素水平降低,阴道的酸性环境受到影响,杀菌能力本来就已减弱,再加上未能经常得到男子精液中胞浆素的抑菌作用之故(当然不洁性交本身带菌,胞浆素对此几乎起不到阻抑作用)。

以上说明,健康和谐的性生活是有益身心的,也包括有防病甚至治病的效应。但必须提醒的是,凡事都有一个"度"的问题,正如滥用药物会给健康带来灾难一样,性生活的过度也会给人带来生理、心理上的问题,这也是必须注意的。

85. 为什么说和谐的性生活是夫妻感情的润滑剂？怎样创造性和谐？

在健全的神经系统和内分泌的作用下，正常人进入成年之后，一般都有性欲的要求。婚姻关系的建立使得这种生物本能在理性因素的支配之下，有了合法的实践机会。因此，性生活对于建立家庭后的男女来说是件自然的事，是家庭生活中的重要组成部分。

感情生活和性生活是婚姻的两大基础。美满的婚姻一定是建立在融洽的感情生活和协调的性生活之上的。前者是两性结合的思想基础，后者是两性结合的生理基础，两者缺一不可，且互成良性循环。仅有感情的婚姻未必幸福，因为感情不只存在于夫妻之间，也存在于同事、朋友、父母子女和兄弟姐妹之间，而性生活仅存在于夫妻之间。所以，夫妻和谐的性生活，对于建立、发展美满的婚姻生活是至关重要的。性爱是婚姻中的重要内容，而性爱的目的，不只是为了生儿育女，也是为了追求夫妻双方的性满足、性快乐和性享受。促使异性相互吸引的，是性爱加情爱。恩爱夫妻的感情成因中，性爱占有相当大的比重，结婚的意义包括了对正常性欲的满足。性吸引、性欲望及性需求是一切动物与人类的正常现象。当然，对于人类来说，除了性爱，还有互相眷恋、互相体谅、互相尊重的情爱，这是人类特有的高级情感。性爱与情爱的密切结合，是恋爱的终点，是婚姻中的主要形式与纽带，也是社会文明的表现。

现实生活并非神话。许多恩爱夫妻婚姻美满，其中就包括了他们创造了满意或比较满意的性生活，即使到了老年，性生活可能为其他的性爱方式所补充或替代，但性爱始终是占有重要地位的。而另一些人，他们虽然男欢女笑地携手走进家庭,但以后却相顾无言、视为路人,甚至最终分道扬镳,其中的缘由可以是多种多样的,但性生活的不和谐是其中一部分人分手的重要原因。

和谐性生活的基础,是建立在真诚而又倾心相爱的夫妇关系之上的。夫妻之间的相互尊重、谅解,遇事多商量,尽量取得一致意见,经济上的融汇一体和计划开支,事业上的相互勉励和共同促进,性关系上的平等和相互关心、体贴,乃至忍让与谅解,对于双方感情的融汇贯通都是非常重要的,而封建的大男子主义,或任何一方的控制欲望,特别是性关系上的强迫意愿,都会伤害对方,给和谐性生活的创造设下障碍。

一切情感反应都不能为意志所控制其有或无,但人类可以通过接受信号输入大脑皮质的高级神经感受和思维分析来影响自我感觉,犹如演员进入角色之后可以开怀大笑或悲哀哭泣一样。因此,夫妻必须在生活中学会创造,驱散影响双方亲热的气氛,进而学会创造温馨气氛的技巧。性学家指出,性生活不是一种单一的、独立的活动,因为那样会给人带来零星的、孤立的快感,即使是以同样的方式、同样的程序完成活动,却没有享受性满足,甚至感到很淡漠。和谐的性生活始于宽衣之前(其几小时甚至几天之前),而不是临时的随心所欲的性冲动。人的社会属性和性的需要必须与异性之间的热情、依恋、体贴、情爱等心理活动联系在一起,以达到生理、心理的满足,只有这样才能真正获得良好的、完美的性生活。值得提及的是,对许多妇女来说,交流和言谈所获得的爱的感受要比性生活更为重要,尤其是对一个在家中忙于照料孩子的妇女来说,丈夫非"性"的接触和抚爱,是妻子很需要的。适度的富于激情的谈话可能是一种非常的快乐,是一种性的信号,是一种重要的性生活的调适手段。因此,丈夫不要等到上床才想起妻子需要调情,而应该在此之前。相亲相爱的夫妻们懂得,融洽的交谈是激发性欲所必需的,它可使其后进行的性结合由此而倍生乐趣。夫妻性生活之前的交谈,应避免不愉快的话题,因为那样会产生负性情绪。

有一部分夫妇,在结婚一段时间之后,特别是有了孩子之后,在他们眼中,性生活也同家庭中的其他内容一样,可能变得十分平淡,甚至有些单调乏味的感觉,这同样需要创新。

创造新鲜感,把人们对神秘事物的向往心理运用到夫妻间的调情中来。爱情中深含着一些美学道理,这与文化艺术有某些相似之处。人们看人物画,都说达·芬奇的《蒙娜丽莎》最美,原因就在它有一种只能意会不能言传的朦胧美,什么时候看都会有新鲜的感受。看人也一样,一个穿着薄纱,长得既美又性感的姑娘,不会不让自己的恋人产生遐想和渴望。然而,如果婚后的妻子经常一览无余地暴露给他,也许就越来越感到平淡。朦胧感一消失,彼此就不会吸引。越是轻易能得到的东西越是不大珍惜,越想留住反而消失得越快。所以,富有智慧的夫妇特别是妻子,除了在性生活的那一瞬间之外,彼此都为自己留有一块个人拥有的领地。有一对结婚已十多年至今仍相爱如初的夫妻,他们很懂得婚姻的艺术,每人都有个人的事业、个人的追求和个人的"自留地"。他们是相对独立的两个人,各自都有自己的朋友和业余生活的安排。这位女主人曾悄悄告诉她的女友,我们这样若即若离,总是使得自己在对方眼里有一种朦胧感而更具魅力。我们常常有意识地分开一段时间,彼此见面时总有新奇感,总有说不完的话,倘若晚上睡在一起,彼此的需要就更热烈。

这个例子可以借鉴。会爱的夫妻,不妨有意识地减少性生活的次数,间隔长一些时间,或者夫妻小别,分居一段时光,或者分房、分床、分被而睡,造成"饥饿"现象,一旦两人重新过性生活,就会增添兴趣。

改变刺激和作爱方式,亲昵、体位或动作的方式作些变化。充分利用彼此的视、听、嗅、触觉等感觉功能,耐心地进行性生活前的性诱导,包括对性敏感区的刺激方式、强度,性生活体位、时间的有意识地变换,都可明显地提高性生活的质量,增加性乐趣的体验。

86. 夫妻间怎样就性问题进行交谈?

为了提高性生活的质量,夫妻间对其进行交谈和沟通是必要的。讨论各自的感受、要求和建议,透露改善与充实性生活的线索,有助于了解对方,提高自己。交谈中应尊重对方,不要把对方看作是帮助你达到性高潮的"工具",更不应该是"常胜主角"。交谈的问题,应选择能够激发性欲的,而不要因交谈而减弱了性的情绪。妻子与丈夫谈感受,丈夫与妻子谈建议,都不能采用评语式或批评式的言论,如"你不中用","你聪明有余,努力不足","你是冷血动物,像根木头"等,因为这样不仅达不到交流的良好愿望,反而给对方造成心理压力。夫妻交流,有时需要坦率,有时也需要含蓄或者幽默,这要看对方的文化、修养及性观念和感情状况,有些夫妻则在实践中形成了自己固有的暗示性语言,彼此很默契,其本身往往就是另一种性乐趣,是"别有一番滋味的享受"。

87. 什么样的环境和气氛有利于性生活?

人类的性行为不仅是一种生物的本能,而且还有非常丰富、复杂的心理活动参与,并受到社会道德规范的影响和制约,对性环境和气氛的要求远比动物要高,它直接影响性生活的质量和对性生活的体验,女性尤其如此。对环境与气氛的要求是:

(1)幽静温馨的居室是性生活的重要环境条件。居住拥挤，特别是几代同堂，或周围环境嘈杂，都会显著降低性兴奋，推迟甚至抑制性高潮的到来。

(2)柔和的光线，赏心悦目的衣着，加上唧唧哝哝的情话，都可能通过感觉传入大脑，从而诱发或加强对方的性生理活动。而室内光线过强，在性生活过程中容易过度强化人的性羞怯感，从而不利于性能力的发挥。

(3)人的触觉、视听系统的高度发展，特别是触觉在性刺激中扮演最重要的角色，但嗅觉仍是性的感受器官之一，在伴有性心理活动参与的情况下，它同样可以唤起和强化性欲。外界环境的气味和个体固有的生理气味都会对性过程产生影响。恶劣臭味的外界环境，必然会分散注意力，干扰性感集中，破坏正常性欲的激发。个体生理气味是青春发育成熟之后，伴随第二性征的完善而出现的，人与人之间都存在着生理气味的差异。有些女性能从丈夫的气味中，体验到男性特征的魅力，而男子对散发优柔淡雅的香水气味的女子也容易产生好感，所以，入寝之前，不仅注意清洁身体，自理自洁，还应注意恰当地选用化妆品。无论男女，如果患有腋臭（俗称"狐臭"），应在婚前请医生作认真诊疗，并尽可能予以根治，如手术、注射药物等。患有慢性萎缩性鼻炎、口臭等，亦应积极治疗，并注意入寝之前选用适宜的药物以消除不良气味。

88. 怎样看待女子在性生活中的主动？

性生活作为婚姻生活的重要内容之一，男女双方具有平等的性权利，谁主动、谁先提出，本来都是很正常的。社会越发展，人类越文明进步，这种平等关系越应得到充分体现。

然而，旧的意识和某些传统的观念却认为，女子在性生活中应该是被动的，女子是男人满足性欲的"工具"；女子没有性要求、性快乐,在性生活中不应该主动,不应该讲究什么性高潮,她们只有贡献而不应该享受。在受封建思想影响很深的一些人中,对此往往抱有更深的偏见,把在性生活中有了性高潮体验和表现的女性视为淫乱、邪恶的女人,以至轻者会受到讥笑,重者会受到丈夫、公婆的指责、辱骂。尤其可悲的是,在一些文化落后的偏远地区,有些女子自己也认为女人不应该对性感兴趣,不应该追求性快乐,她们对过夫妻性生活往往不是从容不迫的,而是羞羞答答的;不是主动的,而是被动的,不认为这是自己的权利,而认为这只是自己的一种义务。因而,这些妇女的性心理的压抑,必然会造成性的冷漠,更无从谈起性感受和性能力的发挥了。有些妇女虽然仍在过性生活,但往往毫无快乐的感受,或者稍有感受却竭力地忍住,不让自己表现出来,如此这般,丈夫的不满情绪或埋怨就难以避免了。

当代的性学和社会学的研究已经说明,男女对性刺激的反应模式相似,并不是女性比男性难以唤起,也不是女子的性要求不及男性强,只是由于长期条件反射的积累,使女性的性反应能力受到抑制,表现得比较含蓄、被动和缓慢。女子接受性刺激和性高潮的到来,也比男子更易受外界的影响。但这决不应影响对女性在夫妻性生活中的角色判定,夫妇双方都应在性生活中起主导作用。

人类性生活的功能有三:快乐功能、健康发展功能和生育功能。人类的文明进步,使性的快乐和健康发展功能更加被人重视,而性的生育功能则逐渐变成人类的"副产品"。无论男女,在夫妻性生活中,越是有性的自然流露,心理上越是欢乐愉快,性的快乐功能和健康功能越是得到体现,特别是丈夫,他们部分的性快乐来自配偶获得性的满足,也就是说,许多男性要从自己妻子的性高潮中获得性欲的极度满足。所以,在现代婚姻家庭中,女人不仅可以要求或因正当理由拒绝与丈夫过性生活,也可以要求丈夫尽可能地使自己得到性满足、性高潮,得到性健康。

当然,人的性欲强弱及其表示方式,受着年龄、文化程度、宗教信仰、健康状况、心理状态以及生活环境等多种因素影响,决不能用某一种固定的模式来要求。一些已婚的中年妇女由于性的生活经验的积蓄和夫妻性生活的日趋和谐,性欲可能会强些,主动的表示可能多些。但假如突然出现不可自制的性欲亢进,则需要警惕是否患有某些内分泌疾病,如脑垂体肿瘤、卵巢或肾上腺肿瘤等,这也是需要提醒的。

89. 如何看待性高潮?

性高潮又称情欲高潮,是男女性活动达到高峰时,一种仅能持续几秒钟到十几秒钟的、极为舒适愉快的感受。

在性生活过程中,由于阴道和阴茎等性敏感部位布满了极为丰富而又敏感的神经末梢,它们之间的刺激信号,不间断地送到大脑中枢,后者接收和积累着这些刺激信号,在这个过程中,伴随着生殖器官和生殖器官以外的反应的同时,男女在精神上也有特别的感受,男子的感觉主要是极度的独特的快感,而女子的体验主要是极大的舒适感和最大的满足感。

男子在性高潮时,表现为一种射精不可避免的感觉,紧接着即出现射精。男子在性高潮中,精神上会出现一个非常愉快的感受。相比较而言,女子的性高潮则比较复杂。

在性生活过程中,由于男子的运动对女子阴阜及"性平台"(是指女子性兴奋时出现的生殖器充血状态,即阴道壁因充血比平时突出增厚,宛若凸于平原的一片高地)施加的压力,和阴茎对双侧小阴唇向下、向内的牵引力,以及对阴蒂间接摩擦和被动向下得到充分刺激产生高度快感。同时,由于阴茎和阴道反复摩擦,待到一定时候阴道前庭分泌液明显增多,阴道肌肉发生节律性收缩,有的女子盆腔肌肉也会猛然抽动,连肛门括约肌也都会不自觉地收紧,精神兴奋,快感汹涌。此时,全身的反应为呼吸更加急促,心跳加快,血压明显升高。一般认为,女子在性生活过程中,达到了这样的程度,可以说是出现了性高潮。

典型的女子性高潮感受,是从一种称为"悬置感"的感觉开始的。全部感觉意识集中在阴蒂,时间只持续1～2秒钟,紧接着这种感觉从阴蒂散发出来进入盆腔。有些女子本身在性高潮中,会有一种失控感,表现为呻吟不安或高声尖叫;有的会不断抓咬被褥、枕头或性伴侣的躯体等。

国外学者经过研究后认为,性高潮与其说在生殖器官,还不如说是由于对脑的冲动引起的性反应。经现代化仪器测试,性高潮时男女均出现频率为6～7赫的θ脑电波,男子出现的时间极短,只在射精的一瞬间,而女子出现θ波时间则较长。性高潮的生理机制目前尽管不十分清楚,但专家们研究后的看法是,性高潮的外在表现形式是肌肉的强烈收缩和性器官及全身的舒适感,但整个反应的实质,可能在大脑深处,是大脑的一种体验,是一种与生理有关的精神现象。

通常说来,当丈夫听到妻子阵阵快感呻吟声和喘气声,阴茎感到阴道肌肉节律性收缩后又突然收紧,收紧后又突然松弛,说明女方已开始出现性高潮。出冷汗和眼球停止运动是性高潮的特征性表现。对女方自己来说,在充分享受性快感时,突然紧抱丈夫的身体,什么也看不到、听不到时,则是典型的性高潮来到。

对于有了性生活经验的夫妇而言,如果配合默契,能使双方同时达到性高潮(男子有意识地适当延缓射精),那么双方都会感到特别愉快和满足,对性生活起到了锦上添花的作用。经常出现性高潮快感的人,常能保持性的欲望。这种基础,仍在于夫妇的感情,爱情越深厚,超越肉欲的成分就越多。只是有一点必须了解,大多数女子并不是每次性生活都能达到高潮,新婚蜜月,51%的新娘均无性高潮,通过实践和配合,一年后只剩下 25%的妇女无性高潮了。有性高潮感受的妇女,一般每 3～4 次性生活有一次高潮出现已是不错了,也并非每次都达到高潮。双方同时都能达到高潮甚至只是一种偶然的经历。只要夫妇间的感情是融洽的,婚姻是美满的,能通过性生活获得愉快,就不能说性生活是失败的。即使经常出现性高潮的人,感受差异也比较大,有的强烈,有的比较模糊,似有似无,而有的人只出现愉快感。这些都是正常的。不了解这一点,有可能把此当作必须达到的目标,会产生一种压力使双方都难以达到满足。

90. 为什么妻子不应以拒绝过性生活来惩罚丈夫?

有少数女子,当她们在家庭生活中遇到了矛盾时,不是积极地与丈夫进行交谈、协商去处理解决,而是采用赌气、拒绝与丈夫过性生活的办法来加以惩罚。实际上,这样做的效果是不好的。

采用如此举措的人,首先在性观念上存在某些误区,客观上降低了个人在夫妻关系中本来的性平等的地位。婚后满意的夫妻性生活,是平等、和睦的体现,双方都是以贡献为前提,以享受作为结果。夫妻间的性生活,绝不能看作是妻子向丈夫的"献身"。

用拒绝过性生活的办法来惩罚丈夫,非但无助于家庭矛盾的解决,还有可能加速夫妻间的冷淡甚至敌视,对家庭有害无益。社会学家认为,对于家庭而言,精神状态与性行为之间存在着重要关系,性与爱是不可分割的,良好的性关系是婚后亲密度和夫妻爱情的继续发展的象征,性生活又是促进感情、沟通心灵的粘合剂。性知识的高度修养,在于满足伴侣渴望的同时,自己也享受性快乐。通常说来,性爱在婚姻中的地位,男子看得更重一些。婚后满意、和谐的夫妻性生活,又可以反过来增强丈夫对家庭的责任感和对妻子的亲密性。因此,妻子用拒绝过性生活来惩罚丈夫,不仅会引起丈夫强烈的心理反感,久之还有可能为婚外恋情的产生提供可乘之机。任何人都希望家庭中的夫妻生活既温馨而又富于实际。爱情寒冷至极的反抗方式之一,就是重新寻找阳光。当妻子占据不了自己的感情空间时,善解人意、两情相悦的"第三者"就可能乘虚而入,对家庭形成更大的冲击波,这是需要注意的。

91. 什么叫女子的"阴冷"? 怎样治疗?

一般说来,青春期以后,由于内分泌的影响,男女很自然地都会有性欲的要求,婚后经过夫妇性生活的调适和体验,这种要求还会逐渐得到发展。虽然女子不一定每次性生活都能达到高潮(尤其在初婚阶段),但仍能感到性方面的满足。

所谓女子"阴冷",现代医学称之为性冷淡,"阴冷"是祖国医学的说法。一般的定义是:妇女有性生活能力,但无性欲,甚至拒绝和厌恶性生活;或有性欲,也不拒绝过性生活,但不能从性生活中获得愉快感觉。在临床所见的病例中,"阴冷"的程度差别较大。有些妇女虽然结婚时间较长,但一直无性欲要求;而另一部分妇女则有性欲要求,但性生活时却得不到应有的快感。这些妇女如不及时查明原因加以纠正,则有可能逐渐加重,不仅对性生活不感兴趣,甚至有的发展为对性生活以及任何形式的性接触都产生恐惧、厌恶和拒绝(性厌恶)。

临床上常见的一种表现是:性欲正常,但在配偶的性挑逗下，如接吻拥抱、抚摸性敏感区等，没有情欲反应，对性生活既不反感，也无快感。有人将这一类称之为性欲抑制。

然而，个人及夫妇间的性欲要求有很大差异，很难定出性欲抑制的一个客观指标。有些夫妇性生活次数相对少一些，但双方很满意，而有的需要频繁的性生活才能满足性的要求。如果夫妇经常由于性欲的强烈程度不同而又缺乏主动调适的话，则有可能导致性欲显著下降，甚至完全失去性的乐趣。

引起女性性冷淡的原因多种多样，有精神心理方面的因素，有社会的因素，也有生理方面的因素或病理方面的因素。也可以是单一的，也可能是综合的因素。临床上常见的原因不少，治疗也应区别对待：

（1）夫妇感情不和是引起性欲抑制最常见的原因。当怀有怨恨、敌意、惧怕或愤怒、沮丧等情绪时，即使有性欲要求，也无兴趣进行，这些不良情绪能明显地阻断生理性性反应的发生。

丈夫对性生活处理不够恰当，常能引起配偶性反应受到抑制。最常见的原因是男子要求过于频繁，根本不照顾对方的心理和生理条件，动作急躁冒失甚至粗暴无理，强求对方服从，尤其是结婚之后持续处于这种状况时，极易使妻子感受不到欢愉和满足，久之就有可能引起对性生活的厌恶和恐惧。居住条件和环境因素有时也可使女子产生性抑制。夫妻感情的调适，是一个比较复杂的问题，不仅需要双方维护和遵守性道德，而且要通过交换意见等方法，学会沟通，加强感情培养。任何治疗性功能障碍的药物都不能替代夫妻间的真挚的感情和倾心的爱恋。

（2）幼年时期不良教育和环境的作用，或心理、身体上的创伤对成年的性认识产生的影响同样不可忽视。如精神上、身体上遭受过惊吓、侮辱，或思想上受有宗教式的禁锢，认为性生活是不正当的行为，是一种无耻下流的事情，对性生活形成根深蒂固的偏见。婚后如偏见仍得不到纠正，对性生活就自然产生厌恶和憎恨心理，更谈不上有性的要求了。

父母的行为对儿童的心理包括性的发育有深刻的影响。父母任何一方的性犯罪，都易导致子女对正常性意义的偏见。

对于有过不良阅历和家庭不良影响的女子，消除其对性生活的恐惧、厌恶心理，仅仅靠学习性的某些知识是不够的，还需要采取一些科学方法，使其真正感受到性生活并无伤害，进而知道其中的乐趣和对健康的促进。例如，利用体格检查使患者了解生殖器官的解剖知识及有关生理功能，并让其用自己的手指伸入阴道，体会这种举动完全没有痛苦，进而慢慢过渡到允许配偶手指抚摸外阴、伸入阴道，通过刺激引起性的快感。用这些循序渐进的具体办法，最终可以消除恐惧心理，唤起性欲要求，从而完成性交活动。

（3）器质性病变，常见的是女子本身的妇科疾患，如阴道炎、子宫内膜异位症、盆腔炎症、卵巢囊肿等。这些疾病可引起性生活时的疼痛或阴道出血，常使女子惧怕性生活，阻断性反应的发生和进展。对这类疾病只要积极治疗，性欲能比较满意地得到恢复。

全身性疾病引起女子的性冷淡，主要见于糖尿病、垂体功能低下、双侧肾上腺皮质或双侧卵巢切除之后发生完全性雄激素缺乏而引起性欲低下或性欲缺失。对于糖尿病患者的治疗应持之以恒，当并发真菌性外阴阴道炎时，更应及时治疗。对于后几种内分泌疾病，则应在医生指导下最好注射长效睾丸酮，使血液内雄激素保持适当浓度，因为适当的雄激素是男女性欲维持所必需的。

（4）酗酒引起的慢性酒精中毒而导致的性功能障碍，在女子主要表现为月经稀少、阴道湿润困难和难以达到性高潮。戒除其不良嗜好不仅需要患者本人的毅力和决心，也需要配偶的劝戒和爱抚。

（5）某些药物，如使用利尿酸和速尿，长期使用安眠药、镇痛药等，都有可能降低神经系统、骨骼肌、平滑肌的兴奋，使性交感觉迟钝，不易出现快感，继而发生性冷淡。因此，当出现这种情况时，宜在医生指导下更换药物或暂停使用上述药物。

应当说明的是，无论男女都有可能在某个短时间内，由于工作、环境或其他原因，对性生活有缺乏兴趣的表现。青年女子在有了孩子之后，由于角色转换和精力方面的影响也可能短时间出现性的轻度抑制，这些都不能看作是病态，经过适当的调适一般都可以满意地解决。

重要的问题在于，不管是什么原因使女子发生性冷淡，双方都应以积极而耐心的态度去看待和处理。丈夫应特别注意自己的性行为是否恰当，而妻子则应认真学习性的知识，坚决抛弃那种过性生活就是自己"献身"和性生活是否和谐全靠丈夫的错误观念，千万不要认为没有性生活，自己反而落得个清静、舒服，甚至是一种解脱。应当知道，性的需要除了是自己作为妻子角色需要的一部分以外，也是女性自身利益的一个组成部分，人们常常说天伦之乐，就包括了夫妻间性快乐这个重要内容。正常的性欲和心理的满足对人的生理、心理平衡都很重要。在夫妻关系中，性爱也是情爱和其他更深层爱的基础，没有性爱的爱情在一般情况下是不可能持久的。

92. 怎样看待和选择不同的性生活体位（姿势）？

男女各自的性器官不同，如果不采用特定的体位，就无法进行性生活。对于性生活的体位（姿势）问题，在社会上的一部分人中,有两种比较片面的看法:一种认为它种类繁多,变化无穷,似乎性和谐全靠这种技巧;另一种则认为纯属荒唐之说,毫无意义,几十年"一贯制"的方式,照样生儿育女,也其乐融融。

正确的看法是,体位对于性生活和健康,如果运用得恰当,是有一定意义的:

(1)由于人类的性生活不只是生育的需要,更是夫妻性的快乐和健康的需要,加之人类大脑发达,四肢灵活,性生活时可以通过交换体位以克服单调、刻板的某一种方式,从而有助于增加情绪和性快乐。这对于至亲至爱的夫妻来说,寻找自己的满足,也寻找爱人的满足,两人坦诚的、富有想象而又有创造性的变换体位,都是各自的特权和义务,这不是爱的庸俗,而是对爱的尊重。当然,这里有两个重要的条件:一是必须双方情深意切,以如胶似漆的夫妻感情为基础;二是双方心理上(主要是文化和性观念)都能认为是需要,至少可以接受。如缺少这两条,就容易使一方对另一方产生反感,认为这是把自己看作"工具"而被玩弄,甚至因此而造成感情的疏远。因此,当需要的一方发现对方是在强作欢颜或勉强就合时,则应放弃这种变换体位的要求。

(2)从医学角度看,选择不同的体位,可以适宜双方的身体状况及其他特殊情况,防止危害健康(如预防心脏病发作、避免早产、流产等)的问题发生。

新婚时,由于新娘的紧张、拘谨以及处女膜的存在,加之缺乏经验和默契,以传统的男上位较好,别出新裁反而容易弄得不知所措。

年纪稍长的夫妇,或在比较疲惫状况下过性生活,或双方身材悬殊太大难以协调,采用侧卧位,这是最省力的体位。

患有心脏病、高血压或大腹便便体重颇沉的男士,可"屈居"于下,这样双方都感到轻松。

双方肥胖者,可采用女方仰卧位,臀部置于床边,男方取站位。

女上位相面的姿势,还可使女方采取主动(抽动的频率、力量),比较能满足女方的需要(有少数女子只有这种体位时才易出现高潮)。另外,女上男下面对面的方式,还有助于男子阳痿、早泄等性功能障碍的治疗,可使症状得到缓解。

对孕妇,应避免直接压迫腹部,男子不妨采取跪式,或坐式,或侧位后进式,或后进式,以减少妻子的辛苦,同时切忌用力剧烈。男方也可站在床边进行性生活。也可采用女方骑跨式。

腰背痛患者为避免一般体位带来疼痛可采用一些特殊体位。如女方腰痛,男上位时以双肘和膝负重,避免把整个身体压在女方身上。男方腰痛,女方可取胸膝卧位,男方取跪或站位。

(3)从控制、促进或防止受孕角度来看,最通常的男上女下相面姿势有利于受孕,特别是女方臀部垫高一些,可防止精液外流。若女方子宫后倾,最好采用胸膝卧位,这样有助于精液与宫颈接触。不希望受孕时则选女上位或坐位,这有助于精液排出阴道,但决不可以此作避孕之法。

总之,性生活的体位变化可看作是夫妇根据双方共同需要与可能的一种自然要求与表达的方式,应当允许人们自愿地去摸索、实践。因为性爱是一门需要知识和实践的艺术,不是一个人本能地、偶然幸运地体验与陶醉的快感,自愿地去学习、掌握这灵与肉相结合的艺术,不应当受到非议,也没有必要讳莫如深。在双方都健康的情况下,性交方式应以有利于达到高潮且双方都乐以接受为好。

93. 祖国医学怎样强调在不同季节对性生活频度的区别?

在哺乳类动物中,绝大部分雌性动物,只有在某些季节的某个时期,才具有性行为或接受性行为的能力。这个时期被称为哺乳动物的"发情期"。

人类随着进化,发情期已不复存在,所以现在人类的性生活与季节没有直接关系。人从青春期性发育完善开始,就具有性行为动机,婚后也不分季节地进行性活动。有少数夫妻在不同季节里,有时表现出性欲方面或实际上的频度方面的差别,很可能是不同季节里饮食的影响、体力消耗的不等,或者由于穿着的诱惑等,通过视、触觉的刺激影响所造成的,并不一定具有什么普遍意义。但祖国医学从医疗保健,主要从合理安排性生活的频度以延缓衰老的角度,提出了一些忠告。因为我国幅员辽阔,各地区间的气候差别很大,个人生活习惯不同,故这只可作为夫妻性生活的参考。

祖国医学认为,气候与性生活有密切关系,气候适宜,身心舒畅,有利于性生活和谐。

春季到来,万物欣欣向荣,身心经常处于一种畅达的状态,此时性生活可较冬季有所增加,它有助于机体各组织器官的代谢活动,增加生命的活力。

夏季是火热的,各种植物繁荣秀丽,人们也应该心情愉快,使体内的阳气不受任何阻碍地向外宣泄。因此,性生活应是随其意愿,不过度约束。但应注意,太热的天气,人体脏腑功能相对减弱,暑邪易侵犯人体阳气,性生活应适度。

秋季天气转凉,人也应该宁神静志,收敛精气。此时性生活应适当控制,减少作爱次数,使体内的阳气不再过多地向外发泄。

冬季天寒地冻之时,性生活须严格加以控制,减少性生活的次数,若屡屡恋情,频频纵欲,则容易导致气弱肾虚等症。

祖国医学还强调,在暴雨雷击之时,奇寒异热之中,必须避免过性生活。这是因为上述不良气候,常常会干扰夫妻情绪,不仅影响性的和谐和性快乐的体验,而且容易导致脏腑功能紊乱,有损身体健康。

94. 什么叫"分居饥饿综合征"? 夫妻分居时如何保持心理平衡?

长期分居两地的年轻夫妇,存在着感情、心理以至性生活上的饥饿感,有人将此称为"分居饥饿综合征"。此时,表现在感情上的孤独,极需要他人的关心、慰藉;心理上的空虚感,极需要他人的充实;同时还有性生活上的不满足感。

处于此种状况下,当另一异性热心关怀,生活上的你帮我助,特别是朝夕相见,体贴入微,殷勤之至的时候,容易使孤寂的心灵得到慰藉,而男女间的温情也似乎是任何关怀都难以取代的。因此,这时容易在感情上擦出火花,如果不以理智积极克服,极可能移情别恋,这是需要警惕的。

社会心理学者研究指出,减少这种心理的冲击和避免在性道德上"越过雷池",首要的因素是个人意志力量。性爱是一种严肃、高尚的行为,更是一种爱的责任,决不同于动物那种简单低级的本能表现。婚外恋情毕竟是一种扭曲变态的情感所致,其引发的社会负效应是很沉重的,它给予当事人的任何一方都是丧失理智的、难以品尝的苦果,道理不言自明。所以,分居生活的夫妻,必须恪守婚后性道德,对自己、对配偶,也对他人和社会负责。

有了孩子的人以及事业上比较充实,参加集体活动多一些的人,这种"饥饿"心理通常比较弱、缓,也比较容易克服。

作为分居的夫妇,更应当重视在分居期间的感情交流,一个长途电话,一封热情洋溢的信,及时地介绍自己的情况,表达自己的思念,关心对方的身体、工作和生活,都可有助于减轻配偶和自己的不平衡心理。

夫妻之间浓烈的爱情,产生于两个人忘情的拥抱投入,分别后牵肠挂肚的思念,来源于平日里双方细语如丝的缠绵。从这个意义上讲,防止分居时期婚外恋情的发生,最重要的仍然是夫妻双方平时的刻意追求和努力。

95. 月经期间为什么不能过性生活?

单纯从性生理角度看,一般认为,女子在月经期和妊娠期间的性欲是减退的,但女性在月经期通过性刺激,一样可以产生强烈的性欲,所以,特别是新婚夫妻、久别重逢的夫妇,或两地分居重逢后即将再次分别的伴侣,如碰上月经期,应该严格避免过性生活。这是因为月经期子宫内膜剥脱,表面有伤,阴道出血,这本身就不是一个良好的性生活环境。尤其重要的是,子宫内膜有创面,血管开放,加之月经血的排出,阴道的正常酸性环境改变,防御病菌的侵袭能力明显减弱,性交时可将细菌带入生殖器官,细菌潜入可引起子宫内膜炎,有时甚至可因炎症扩散引起附件和盆腔炎症,遗留慢性疾患和不育等。月经期间的性生活还可以使女子经血量增加,月经期延长,并且可以引起男子的泌尿系统刺激症状,如尿频、尿烧灼感和尿痛等。

月经期间严禁过性生活的道理是显而易见的。有些落后的地方,至今还流传着月经期间性生活容易受孕,或生男生女云云,这是毫无科学根据的。以月经期间性生活来达到避孕,显然也是得不偿失。夫妻间的爱慕不在朝朝暮暮,而是来日方长,爱护、体谅和尊重是很可贵的。

96. 妊娠对女子的性欲有什么影响?

妊娠对于女子而言,是一个特殊的生理过程,而性生活是一种高度的精神享受。躯体发生任何病痛、不适都可以扩大心理上的不安和增加精神负担,进而对性生活产生明显影响。因为女子妊娠期的不同阶段,其生理变化有些不同,所以性欲也存在差异。早孕特别是初孕者的早孕阶段(指怀孕的前3个月),由于常有疲劳、倦怠、恶心、乳房胀痛等不适感觉而降低了性欲的追求,性反应也常常减弱。妊娠中期(指怀孕3个月之后至分娩前3个月这段时间)不论初孕或经产妇,性欲及性反应有所增强,常超过孕前水平。妊娠晚期由于高度的不安全感和体态笨拙,情绪焦虑等原因,常表现为性欲和性生活频度显著下降。然而,在整个妊娠期,女子常常为了减少不适、考虑安全的需要和特殊责任感的心理驱使,她们往往更多地希望丈夫给予关心、爱恋,渴望身体接触(抱或睡在对方怀里),这是配偶要了解和重视的。

97. 妊娠期间如何合理安排性生活?

妊娠期间的性生活应根据不同阶段的情况合理安排。

妊娠早期:此时胚胎开始发育,但立足未稳;胎盘开始形成,也处于不够稳定状态,性生活有可能因子宫的充血和收缩而引起流产。子宫后倾者、有习惯性流产者,尤应节制性生活。当然,性生活并不是习惯性流产的根本原因,但它可以是其中的一个诱因。

妊娠中期:胎盘形成良好,卵巢能分泌大量孕激素对胎儿的保护有重要作用,胎儿初具人形,开始稳步发育。此期通常被认为是相对安全的,性生活是允许的,但亦应节制,不宜过频,也不宜过于激烈,要避免深入冲击子宫。比平时更应注意外阴的卫生。为防止对妻子膨隆的腹部压迫,不要采用男上女下的常用体位。

在妊娠后期 3 个月中,特别是要临产前 1 个月内,要禁止过性生活,因为性生活可引起以下不良后果:由于子宫变大而容易被激惹,性快感可使子宫收缩,引起早产或产后大出血;愈临近妊娠晚期,子宫颈展平消失,在子宫口部位,胎儿只有一层薄薄的羊膜包护着,性生活容易使羊膜破裂,即所谓早期破水(在早期破水的病例中,70%在以往的 24 小时内有发生性高潮的性生活),而早期破水又可诱发早产和感染;最需警戒的是,性生活将细菌带入阴道,细菌的潜居可在分娩之后乘虚而入,此时子宫腔内有很大的创面,血又是细菌最好的培养基,细菌侵入后繁殖加强,可以引起子宫内膜炎及盆腔炎症,即所谓产褥热,它曾是产妇死亡的主要原因之一。近些年来由于产科保健加强,新法接生以及抗生素的广泛应用,该病已大大减少,但避免细菌侵入的预防措施仍然是十分重要的。

正因为如此,在妊娠早、晚期,夫妻应避免性生活,丈夫要理智和克制,妻子不应迁就。有的夫妇为避免双方入睡时身体接触产生性欲,采用分床、分被而睡,可资借鉴和参考。

98. 分娩、人工流产后何时可以过性生活?

妇女分娩后在生殖器官未完全复原之前,应避免过性生活。据调查显示,约有 1/3 的妇女在产后一个半月,1/3 在两个月,几乎所有的妇女在产后 3 个月都恢复了性生活。只是在产后一个半月至两个月过性生活时,阴道湿润、外阴肿胀及阴道壁紧张等生理反应出现较为缓慢。约有半数以上妇女在产后 3 个月以内性欲较孕前为低,仅 10%觉得较强,前者可能与照顾幼婴、休息不充分引起的倦怠,以及乳房胀痛和少部分人因会阴切开创口瘢痕疼痛等原因,使达到高潮较为困难等有关。性生活之后易出现疲劳，以及产后阴道壁伸展过于松弛而顾虑配偶的性快乐是否降低，也是分娩后妇女可能遇到的问题。丈夫应充分理解和协助，以使其性能力顺其自然而逐渐恢复，不可操之过急。

一般而言，分娩后至少一个半月以后再过性生活比较合适，人工流产后，也需一个月后才能过性生活。这是因为分娩或人工流产之后不仅人的心理精神状态和体力的恢复必须有一个过程，而且更主要的是子宫、阴道等生殖器官需要有一个充分的修复和调整阶段。正常妊娠分娩后，其子宫腔由于胎盘的剥离，其内面必然留有一个很大的创面，子宫要恢复到产前的状态，需要的时间较长。而大多数人流都需要进行刮宫或吸宫手术，以清除附着在子宫内膜上的胚胎组织，这也会造成子宫内膜一定程度的损伤。分娩后一个半月以内，人流后一个月以内，一般说恶露已经干净，但子宫内膜尚未恢复到正常，局部抵抗力低下，过早地过性生活，容易把细菌带入并上行引起子宫内膜炎等妇科疾病。因此分娩或人工流产之后，应严格按照上述要求的时间才能恢复性生活。如果分娩或人流术后恶露持续不干净，应去医院检查，积极治疗，同时，还应推迟恢复性生活的时间。另外，双胎妊娠、巨大胎儿及有产后感染、出血过多等并发症者，因康复需要更长时间，故也应推迟恢复性生活的时间。

因为现在人们的营养状况大多比较好，分娩或人工流产之后，许多年轻女子的卵巢很快就能恢复排卵，所以，一开始恢复性生活就应选择适宜的避孕措施，以防再次怀孕致使反复多次作人工流产，给女子的身心健康带来危害。为减少激素药物对婴儿的不良影响，分娩后哺乳期的妇女不得采用口服避孕药的方法避孕。

99. 患急性病期间或患某些慢性病的人是否能过性生活？

性生活是一种特殊的生理和心理活动，虽然对这种运动量人们很难准确地用某种运动或劳动强度来加以比较或表达，但可以肯定地说，无论男女双方都会在获取性快乐的同时，消耗较多的体力。患急性病期间，不管属哪一类疾病，人的机体抵抗力、体力都会有所下降，所以应禁止性生活。特别是能引起人的机体消耗较大的病症，如各种原因引起的发热、各类急性传染病等，更应注意严禁性生活。因为此时不仅体力不支，心情不悦，性生活可以加重原有的病情，而且可以因性生活加快疾病的传染。生殖器官的感染，如阴道炎、尿道炎、子宫颈炎、盆腔炎等疾病，虽然有时全身症状不一定突出，但因为性生活可以加剧疼痛，引起妻子的心理反感，也对治疗不利，所以应待痊愈之后再恢复性生活。非常需要注意的是，夫妇一方患病时，另一方的殷勤照顾和体贴中难免有些动作和行为激起对方的兴奋，随之产生过性生活的欲望和要求，这时双方都应克制，或暂时分居，切莫以过性生活来体贴和安慰对方。

患慢性病的人应节制性生活，同时应注意选择适当体位（姿势），并尽可能注意控制性生活时的情绪和避免用力过猛，以减少过度的体力消耗。尤其是心脏病、高血压患者，更要严格地节制性生活，因为性生活过程中，兴奋与劳累均可加重心脏负担，使血压升高，易发生意外或猝死。

100. 冠心病患者如何安排性生活？

冠心病是威胁人们健康的常见病之一，近年的发病率呈逐年上升趋势，且发病年龄已经提前。患冠心病的人能否过性生活的问题，主要看其属于哪种类型以及病情的轻重缓急。一般地说，心肌梗死后在 3 个月以内不能过性生活，近期心绞痛发作,尤其是比较频繁发作的人也应暂停过性生活。比较稳定的轻、缓病例,应掌握节制性生活。有人主张在性生活的当天早、中、晚各服用一次硝酸甘油和钙拮抗剂以扩张血管,同时可用β-受体阻断剂,以减少心脏的耗氧量。

101. 高血压患者性生活时应注意些什么?

高血压患者之所以应注意性生活的合理安排,就在于在性生活的不同阶段,从性兴奋开始就可以出现血压上升,到达持续期和高潮时则可以进一步明显升高(持续期的收缩压可上升 2.6～10.6 千帕,舒张压上升 1.3～5.3 千帕;高潮时收缩压能升高 5.3～13.3 千帕,舒张压上升 2.6～6.6 千帕)。高血压患者由于原先的血压就比正常人的高,性生活时血压进一步升高就有可能发生危险。专家提醒高血压患者在性生活问题上应注意以下几点:

(1)根据病情做到合理安排。高血压是个可能伴随终身的慢性病,只要病情不是十分严重,原则上不必完全禁止过性生活。其中一期高血压患者血压虽然达到高血压标准,但也可以降到正常或处于正常边缘,不存在因高血压引起并发症,所以可以像正常人一样过性生活;二期高血压患者由于血压已达到高血压标准,且已有轻度的心、脑、肾并发症,必须在药物的保护下有节制地过性生活;三期高血压患者,血压明显升高,即使用药也持续不下降,而且有明显的心、脑、肾并发症,应停止性生活。

(2)在以上原则之下,即使允许过性生活者,次数也不宜多(一般每 1～2 周一次为宜),且性生活不宜过分激动,动作不宜太剧烈,时间不宜持续太久。

(3)在性生活过程中,一旦出现了头痛、头晕、心慌、气喘等现象,事后应及时加服一次药物。如在性生活的时候,突然出现了动作停止，意识模糊，或肢体不能自如活动，常常是脑出血的表现，应立即请医生现场抢救，不要急于搬动，可将头部抬高，置冰袋（冰帽）。应如实介绍诱发的原因，以利医生判断病情，不能因害羞耽误病情，失去抢救机会。

（4）平时应用降压药时，应在医生指导下选择几种交替应用，因使用某一二种药时间较长时常常疗效不佳，且有些药物副作用难以克服。如甲基多巴、胍乙啶、肼苯哒嗪、利血平等降压药物有可能诱发阳痿，如在服用期间出现了阳痿，应将性生活暂停一段时间，并在医生指导下更换药物后再恢复性生活，不要勉强从事，否则，事不如愿会加重思想负担，甚至加重高血压病情。

102. 子宫切除之后会不会影响性生活？

子宫是女子不可缺少的一个器官，每月的月经到来，是女子青春的象征和魅力的来源，它使女性在心理上充满了性的信心。然而子宫又是一个"多事之地"，有的妇女因患子宫肌瘤、内膜异位症、久治无效的功能性子宫出血等疾病，不得不接受子宫的部分或全部切除术。

子宫切除后会不会影响性生活或使女子性欲减退呢？答案是否定的。国内学者认为，由于子宫切除后消除了对怀孕的顾虑，对有正确性知识并且注意配合的夫妇来说，性的满足会有所提高。

解剖学和生理学的知识告诉我们，在性生活中，女性的性反应表现在各个方面。阴道是性交的场所（从女性的性感受上讲，其外 1/3 部分更显重要），与小阴唇的关系密切。性生活过程中，由阴道反应带动子宫反应，后者表现上举趋势。子宫颈的阴道部分与阴道口的距离拉开，阴道壁扩张。切除子宫只是失掉了孕育胎儿的器官，并没有失去性欲。虽然阴道上部因子宫切除成为盲端,阴道内原有的穹窿消失,使阴道较术前狭小、缩短,但是性交的场所依然存在,也没有发生影响性生活的明显变化,因为阴道的长短对性生活并非多么重要。同时,子宫的部分切除和"全切",区别只是前者保留了子宫颈,而研究者们发现,宫颈并不分泌润滑阴道的液体,手术也没有影响雄激素(与性欲有关)和雌激素(对湿润阴道有重要作用)的分泌作用,所以手术也不会影响性反应的各期及其过程,夫妻完全可以同术前一样过性生活。

临床上见到有的子宫切除(部分或全部)后的妇女,自诉性生活不如以前了,主要有以下三种情况:

(1)精神心理性因素,占绝大多数。切除子宫之后,认为"残缺降临",心理创伤和失落感常常使双方戴上精神枷锁,从而造成性欲、性感障碍,对性生活失去信心,性生活时兴奋不足,前庭大腺和阴道分泌不足,湿润差,容易产生不满足感。

(2)少数在切除子宫的同时,由于治疗需要也切除了卵巢,导致雌激素水平的下降,阴道干涩。如果术后性生活时准备不够充分,没有适量使用外用药膏,易产生性交疼痛。尤其是当配偶不理解、不配合时,更易对性生活产生冷漠、担忧,甚至恐惧、厌恶。

(3)极少数人,主要是年龄偏大的妇女,当发生术后感染或手术创伤较大,愈合后产生较多瘢痕时,可使阴道过窄,伸缩性差,性生活时会有不适甚至疼痛。这类患者应考虑作必要的手术矫正。

103. 卵巢切除之后会不会影响性生活?

卵巢是女子的性腺,一对扁椭圆形的灰白色组织。成年人的卵巢也只有五六克重,但就是这个"小器官"却关系甚大。卵巢的发育、成熟、排卵以及衰退和萎缩,对女性一生中的各种变化都起着非常重要的作用。它可产生和排出卵子,以备受孕生殖,又能分泌激素,影响全身各器官。

卵巢肿瘤是妇女最常见的肿瘤之一,特别是卵巢恶性肿瘤,已经成为威胁妇女健康的凶恶敌人。为了治疗的需要,有时需要切除卵巢。卵巢切除之后对性生活有无影响,就成为患者及其配偶需要了解的问题。

因为男女的性欲受雄激素影响,而与卵巢分泌的雌激素关系不大,所以对切除卵巢后的妇女的性欲没有什么影响,关键要注意克服心理障碍。

性生活过程中的阴道湿润状况,对整个性的反应以及夫妻的性感受都有影响,也就是说,润滑得好性生活比较顺利,性快乐的体验也比较好,而阴道在性活动中的湿润程度受雌激素影响很大,卵巢切除之后,雌激素的分泌水平下降,可以影响阴道的分泌,导致润滑不足。雌激素的"替代性治疗"或补充也是有效的,但应在医生指导下应用,局部的药膏也可改善湿润状况,使用也比较方便,可参考选用。

104. 男性输精管结扎后或女性输卵管结扎后会不会影响性生活?

男性输精管结扎后或女性输卵管结扎后都不会影响性生活,具体地讲,对性生活的过程、性快感都无影响。这是因为这两种手术都不是切除了睾丸或卵巢,睾丸或卵巢的正常功能没有受到任何影响。输精管结扎只是把睾丸产生精子的输出通道堵截了,性生活时仍然会射精,只不过是精液里仅有前列腺和精囊腺分泌的精浆,没有精子。因为精子在精液中只占很少的一部分(1%左右),所以不会因射精量减少而降低男女双方的性快感。同样道理,输卵管结扎术只是阻断了卵子的排出通道,不让其通过输卵管与精子结合而达到避孕目的。卵巢分泌雌激素功能同样没有受到影响，女方阴道、外阴的湿润也仍然如常，所以对男女双方的性快感都无不良影响。相反，夫妇双方有一方作了这种结扎术后，由于消除了性生活可能会怀孕的担心，精神更加放松，性生活会比以前更满意。

105. 饮酒和吸烟对性功能有什么影响？

酒对性的影响具有双重作用。一方面，饮酒通过酒兴奋刺激作用，人自觉轻松无虑，朦胧欲仙，使得性本能易于宣泄，即通常人们所说的"性借酒力"。洞房花烛之夜，夫妻久别重逢，常有些人饮上几杯以助兴；有些夫妇则习惯在睡前小酌，畅抒情怀；也有的夫妻把饮酒作为向妻子或丈夫求爱的暗示。可见，在特定的场景下，酒可以给人创造一个欢快的性环境。有的早泄患者，在适量饮酒之后，解除了焦虑，使得性生活获得了满意的结果；也有的性欲抑制的女子，小饮杯酒增强了性感受。这种例子是有的。但酒本身并不直接影响性欲，这是需要说明的。

另一方面，从药理学的角度来讲，酒毕竟是一种中枢神经抑制剂，它可以干扰性兴奋，特别是当进入酒醉状态时，则表现为明显的昏昏欲睡，人呈抑制状，包括性欲，甚至无力完成性行为。国外有实验证实，饮酒量即使低于酒醉水平时，男子的阴茎勃起程度和女子的阴道搏动反应均出现明显的抑制。

酒的更大危害在于其乙醇的毒性作用对机体的慢性损伤，饮酒过度引起的慢性酒精中毒，导致神经系统和内分泌系统的功能紊乱，必然会出现性抑制。在男性，慢性酒精中毒是引起阳痿的第二位器质性病因（第一位原因为糖尿病），因为它引起睾丸萎缩（睾丸病理镜检可见生殖细胞消失，曲细精管变小、周围纤维化及间质细胞损害）。在女性，慢性酒精中毒可造成月经稀少、阴道湿润困难和难以达到性高潮。我国古代早期医学著作《黄帝内经》就曾精辟地指出："醉以入房，以欲竭其精。"

从优生学的角度看，酒的害处更不可小视，"醉酒成欢儿女痴"，说的就是这个问题。古训有"酒后不入室"、"酒后淫热，乱性败精"等，现在有"星期天胎儿"，"胎儿酒精中毒综合征"等说法，都是说明酒后性生活可因酒精对生殖细胞（精子、卵子）的损害作用，使受孕质量降低，导致后代的体力和智力低劣。而孕妇酗酒，则是后代先天性畸形（如脑脊髓膨出等）和先天愚型引起智力缺陷，以及生长发育迟缓、精神运动障碍的原因之一。可见，饮酒特别是酗酒，对准备怀孕的夫妇或已经怀孕妇女来说是有害无益的，所以，滴酒不沾是明智的。

吸烟并不能因所谓的大脑兴奋而使性欲提高，其效应也仅仅是心理上的。真正能够肯定的效果，倒是长期吸烟引起血液中二氧化碳增多，存在某种供氧不充分的潜在危险，可以殃及生殖细胞，加之尼古丁也能杀伤精子，影响性功能，导致不孕。吸烟对妇女损害不可忽视，资料表明，吸烟的女子早绝经，并与宫颈癌的发生有一定关系。孕妇吸烟（包括丈夫嗜烟使妻子被动吸烟）害处更多，如引发流产、早产，或生育出低体重儿、智力发育障碍儿等；吸烟还使孕妇发生妊娠高血压综合征、子痫的危险性明显增加。因此，家庭中有孕妇时，禁止吸烟是很必要的。

106. 肥胖对性功能有什么影响？

肥胖与性功能减退之间存在着互为因果的关系，即肥胖可引起性功能减退，性功能减退也可导致肥胖。

单从肥胖对性功能的影响来讲，男女表现有些差别。

在男子，一般肥胖对其性功能的影响不大，但高度肥胖者则较明显。其性功能的减退表现在性欲、勃起、性生活过程中的射精及高潮的感受上。性欲与血液中的雄激素多寡有关。正常男子体内存在极少量的雌激素，其中大部分由雄激素转化而来，极少部分由精囊直接分泌，它们对垂体的促性腺激素分泌和睾丸的睾丸酮分泌起重要的调节作用。肥胖男子体脂量增加，使雄激素较多地转化为雌激素、血中浓度可增加一倍或以上，较高的雌激素浓度可抑制垂体促性腺激素的分泌，进而使睾丸的睾丸酮分泌减少。肥胖男子的雄激素减少和雌激素增加，可使性功能出现不同程度的减弱。有效的减肥之后，雌、雄激素的"反差"现象可以重新得到调整，随之性功能可以改善或恢复至完全正常。

在女子，肥胖对性功能的影响比较复杂。从对生育妇女影响看，主要是对卵巢功能有明显影响，可表现为卵泡发育异常、排卵障碍、发育不良等，这些改变可显著影响月经周期及生育。有人统计，肥胖者中闭经、月经稀少、月经不规则、月经过多过频等总的异常率高达 56%。肥胖可使绝经期提前出现，闭经过早来到。肥胖对生育妇女的另一个主要影响是，肥胖使促性腺激素分泌减少，进而引起血液中雄激素水平低下，因而表现为性欲普遍低下。

总之，肥胖特别是高度肥胖，对身体的影响包括对性功能的影响是客观存在的，及时地诊治、有效控制肥胖，努力减肥，是有重要意义的。

107. 为什么说性激素并不是"性燃料"？

强调性激素并不等于"性燃料"，不是否定性激素在性欲、性反应过程中的有益作用，而是当机体本身这些与性有关的激素处在正常状态时，额外地给予性激素并不能起到提高性欲的作用，相反它还可能带来别的问题。

在性的发育、发展过程中，性激素所起的作用是"功不可没"的。在人的一生中,性激素对于第二性征的维持、在性活动中所起的作用,都是非常重要的。摘除男子的睾丸,不仅使其失去男性的特征,而且生殖器官萎缩,没有性的要求。摘除女性的肾上腺可导致性欲、性反应降低和性行为减少。因为能影响男女性欲的都是雄激素,而男子的雄激素主要来自睾丸,女子的雄激素则主要来自肾上腺。这足以说明,没有适量的性激素,性欲和性活动是难以存在和完成的。

然而,如果有人据此就认为性激素就是"性燃料",补充性激素就可以增加性激情,那实在是言过其实了。

在某些哺乳动物中,雌性的动情与求偶要求受性激素的影响极为明显,激素的作用调动了雌性的情欲,并增强了对雄性的吸引,雄、雌动物的相恋交配可有季节性和周期性,这多半出于自然本能。

人类的性行为当然要比动物复杂得多,其情欲激动已很少受到性激素波动的影响,更确切地说,它愈加脱离对性激素的依赖。据测定发现,激素的浓度与主观上性欲的要求和情欲激动时生理性充血程度并无显著关系,即使月经周期过程中存在着性欲冲动差异也是很小的,它更多地取决于社会、家庭因素和个人生活、文化经历,特别是双方的感情、社会环境及当时的情绪、性刺激是否适当等。这些因素足以掩盖性激素在性欲中的作用。人的所谓"性经验"或性经历似乎是比性激素更有潜能的"性燃料",这就是性活动给人在大脑皮质打下的烙印和精神心理轨迹。老年人性腺趋向萎缩,性激素高度低落,但他们完全可以有满意的性生活。显然,这里起作用的已不是性激素。从性反应的过程看,男女之间正常的亲昵温存是最有效的性兴奋剂,在性生活过程中是否有性激素的直接参加尚不明确,即使有也不是主要的,因为短则几分钟,长则一二十分钟的性反应过程是由神经系统快速反射完成的。男子自身制造的雄激素是足够的，即使是阳痿或其他的性功能低下者，也不是由于雄激素的缺乏，而主要是精神或性和谐方面的原因，如果用激素来"壮阳"，实为饮鸩止渴。因为额外的补充雄激素可以抑制下丘脑、垂体和睾丸间的正常反射和功能，长期多量应用还会使睾丸萎缩以及前列腺肥大，实在是得不偿失。

真正由于缺乏性激素而需要补充的情况是非常少见的。雄激素对切除睾丸或睾丸功能衰退的男性，在恢复性欲要求及潜能方面能起较大作用，但确属治疗需要者亦应在医生的指导下使用。而一个具有正常雄激素水平的女性，雄激素可有增强性欲的作用，但在实际应用方面，因为可引起女性男性化等副作用，所以受到很大限制。

总之，性功能本是一种先天本能，可以在性激素的刺激下予以唤醒和加强。企图通过补充性激素的途径以干预、超常的激惹是不相宜的。有一句话叫"新衣服无需打补丁"，借用在这里可能比较合适。有的男子奢望在短时间内有多次高潮和射精，医生直言相告，这是不可企及的要求，性激素也并不能起到"性燃料"的作用。

顺便提一下，近年来名目繁多的"壮阳药"、"补肾药"的广告在许多媒体上频繁出现。不能说这些药都对身体无益，但应该说，即使不是假药，也不是适用所有的人，应在医生指导下加以选择。

108. 掌握什么样的饮食原则对维持和调节性功能有重要意义？哪些食物对性功能有利或有害？

食物与人的性功能之间存在着重要的依存关系。传统医学和现代医学都认为，通过一定的膳食选择可以达到强精、壮阳和补肾等功效,它们对性欲、性反应、性行为能产生有利的影响。从维护和调节性功能的角度,人们在日常营养选择中应掌握以下原则:

(1)多吃优质蛋白质。蛋白质是生命之本。优质蛋白主要指禽、蛋、鱼、肉类等动物类蛋白及植物类蛋白。

蛋白质含有人体活动所需要的多种氨基酸,它们参与包括性器官、生殖细胞在内的人体组织细胞的构成,如精氨酸是精子生成的重要原料,且有提高性功能和消除疲劳的作用。大豆制品、鱼类均含有较多的精氨酸。有些动物性食物,本身就含有性激素。

酶是一种在体内具有催化活性的特殊蛋白质,能加速化学反应,对人体健康作用极大。体内一旦缺乏酶,可出现功能减退,包括性功能的减退,甚至失去生育能力。酶存在各类食物中,烹制食物时,温度过高过长,特别是炸、烤、煎等方法易使酶受到破坏。

日本学者研究后指出,鲍鱼、章鱼以及文蛤、牡蛎、魁蛤、蝾螺、海扇等贝类含丰富的氨基酸,是有效的强精食物。滑溜的水产品也具有强精效果,这类食物有鳗鱼、泥鳅、鳝鱼等。

(2)要摄入适量的脂肪。近年来,因为成年男子大多担心胆固醇过高导致肥胖症、心脏病等,所以采取了少摄取的原则。但从性功能的维护角度看,应适当摄入一定量的脂肪。因为人体内的性激素(雄、雌激素)主要是脂肪中的胆固醇转化而来,长期食素者性激素分泌减少,对性功能是不利的。另外,脂肪中含有一些精子生成所需的必需脂肪酸,必需脂肪酸缺乏时,不仅精子生成受到影响,而且引起性欲下降。适量脂肪的食用,还有助于维生素 A、维生素 E 等脂溶性维生素的吸收。

肉类、鱼类、禽蛋中含有较多的胆固醇,适量地摄入有利于性激素的合成,尤其是动物内脏本身就含有性激素,应有所摄入。

(3)注意补充与性功能有关的维生素和微量元素。研究表明,人体锌的缺乏会引起精子数量减少,畸形精子增加,以及性功能和生殖功能减退,甚至不育。维生素 A 和维生素 E 都有延缓衰老和避免性功能衰退的作用,且对精子的生成和提高精子的活动均具有良好的效果。维生素 C 对性功能的维护也有积极作用。

(4)慎用对性功能不利的食物。粗棉籽油、猪脑、羊脑、兔肉、黑木耳、冬瓜、菱角、火麻仁、杏仁等被认为是不利于性功能的食物。其影响的环节尚不十分清楚,但祖国医学认为,它们有损精气、伤阳道和衰精冷肾等不良的作用。

109. 哪些药膳能改善男女性功能障碍?

药膳是中医中药不可缺少的组成部分。饮食疗法是我们中华民族的宝贵遗产。药膳是为了治疗、强身或抗衰老的需要,在中医理论指导下,用药物和食物相配合,通过烹调加工,具有色、香、味、形的一种保健食品。药膳取药物之性,用食物之味,食借药力,药助食效,两者相得益彰,深受人们欢迎。

千百年来,我们的祖先在不断的探索和实践中,发现了无数种具有健身强精作用的药物与食物,配制成了许多种有益于增强性功能的药膳。这些药膳的优越之处在于不像催淫药、春药之类透支体力而如蜃楼虚幻,它更着意于自然补益,无损于身体健康。

祖国医学认为,性功能障碍(男子的阳痿、早泄,女子的"阴冷"以及不孕等),大多是因虚损所致,如肾阳虚、肾阴虚、肾气虚等,故常以食物、药物补其虚,达到治疗目的。

正因为如此,在运用药膳治疗不同病症时,仍应强调辨证施治,且在不同季节施补时有具体的要求,要在对食物、药物的性味、入经、功效作充分了解的基础上选择应用。烹调药膳时,应避免使用炸、烤、煎等容易改变食性的技法,而适宜采用蒸、炖、煨、煮、汆汤等制作食疗肴馔的烹调方法。因为动物的鞭、睾丸、肾等,常是治疗性功能障碍药膳中的主要原料,如果烹调时火力太猛,或时间过久,都会使其所含有效成分遭到破坏,从而降低药膳的作用。药膳中的菜肴应该新鲜,一般是按配方烹制后现吃,不宜久存。选择某些食物(如人参、狗鞭等)制作药酒也属药膳之列。改善性功能障碍的食物主要有:

(1)治疗男子性功能障碍。宜选用下列食物配制药膳:人参、鹿肉、鹿茸、鹿血、鹿胎、鹿髓、鹿肾、雀肉(麻雀肉)、雀卵、海参(刺参)、鲍参(鳆鱼、石决明肉)、淡菜(壳菜)、海藻、甲鱼、核桃、蚕蛹、海马(水马、海狗子)、鸡肝、羊肉、大虾、羊外肾、海狗肾、狗肉、狗鞭、韭菜、山药、芡实。这些食物都有增强体质、改善性功能、生精助育等功效。其中海马、鹿茸、羊外肾等可分别配制药酒。

(2)治疗女性"阴冷"。宜多食由枸杞子、生姜、大葱、肉苁蓉、芝麻、核桃、狗肉、羊肉、鹿肉、小公鸡肉、雀肉、雀卵,以及动物的阴茎、睾丸、肾脏配制的药膳等。

110. 怎样防止"性衰老"?

性生活随着人的年龄的增长,会日渐减少,这是器官功能客观的变化规律。但主观上有意识地作适宜的努力,会推迟性衰老的到来,有的夫妇到了"花甲"之年仍能保持良好的性功能,它对于维系家庭的和谐、愉快、幸福是很重要的。希望性功能随着身体的寿命一同延长下去的人,注意以下问题,有助于防止"性衰老":

（1）"强精必先强心"。人进入中年以后，不要简单地将身体其他方面的一些小变化（如眼睛开始出现疲劳、上楼梯不如过去跑得快等）与性的功能联系起来，要相信自己的性功能是正常的、强健的、富有生命力的。在精神上要立于不败之地。

（2）"壮阳不如壮身"。要注意经常地加强体力运动和注意营养。慢跑和步行是很适宜中年人的活动。要注意着重锻炼下半身，性功能兴衰的"要点"在腰、足。饮食应多食富含优质蛋白和富含维生素 E 及微量元素锌的食物，有条件者可每天坚持服用维生素 E 胶囊。有健康的体魄和良好的心境才可能保持良好的性功能。

（3）"心宽出少年"。性情要开朗，不为身边区区小事而烦恼，胸怀开阔是不老的心泉。始终不渝地关注社会和事业，保持自己有益身心的业余爱好。多多地与同事和朋友、家庭成员加强思想沟通，善于运用幽默和诙谐。负性情绪能加快"性衰老"，如精神抑郁会导致阳痿。

（4）追求年轻人的情绪，注意外表的年轻化。在专一不二爱妻子的前提下，要持有爱慕女性的心气。保持夫妻之间规律性的性生活，这样有助于体内性腺激素的分泌，维护和保持性功能。

（5）摒弃烟、酒等不良的嗜好或习惯，保持生活的规律性，保证每天有充分的睡眠。

（6）不要纵欲。男女都有可能在婚后的若干年内有一段时间性欲比较强，这时特别要注意适当的节制，照顾到对方。人贪食而撑得太厉害势必损伤消化功能，引起慢性胃肠疾病，纵欲同样会走向极端，只问今夕不问其后，必损身伤气。着力追求性生活次数的人，性生活不会有太高的质量，对于延缓性的衰老更是不利。

（7）不要把夫妻间的性爱活动单纯地看作只有性生活这种方式。夫妻之间非性交方式的性爱活动（性娱乐、性游戏）有助于增进双方的亲密感和依恋之情。进入中年特别是进入老年之后，夫妻的性生活次数减少，但感情交流同样重要，它有助于活跃身心健康。有一对百岁老年夫妇，性生活终止在84岁，他们对性的认识是"情至上，性偶尔为之"。另一对90岁的夫妇，性生活终止在80岁，认为"性是食，不是餐"，意思是性生活是日常内容之一，而不是每日必食的三餐。狭义地看待性爱方式，特别是对性生活寄于太高的期望，容易导致太多地关注性生活次数、高潮情况及双方感受，产生人为的不必要的心理压力，这样对延缓性衰老同样不利。夫妻间的依恋、温存、抚爱，同样是人的心理、生理所必需的。

111. 什么是最佳孕龄？

年轻夫妇建立家庭之后，何时生育更加适合，要从社会、家庭及个人情况三个方面来考虑。生育虽然是婚后的自然规律，但掌握它的主动权使其更加科学，于家庭和社会都是有利的。一般说来，选择在婚后2～3年生育较好，这样不仅符合计划生育政策中晚育的要求，从家庭的经济、夫妇的精力以及身体健康方面考虑也都有益处。女子最佳生育年龄为25～29岁，过早生育因女子本身未发育完善，对胎儿不利，而且孕妇并发症多，如高血压、子痫等，胎儿畸形发生率比较高。但高龄生育，即超过了35岁才怀孕生育的，产程长、并发症多，胎儿畸形、低智能的发生率也高，如先天愚型发病率，在25～29岁的孕妇，其发病率为1/1 350，而35～39岁的孕妇，发病率高达1/260，显然不利于优生。

112. 如何选择受孕时机和受孕月份？

夫妇如果准备怀孕，在时机上应掌握以下原则：一是选择双方的健康、情绪都处于比较好的时候。二是在受孕前 1～2 个月,性生活不要过频,夫妇应注意增加营养,多吃富含蛋白质的食物及新鲜蔬菜、水果,以增强体质,保证生殖细胞的良好发育,为未来的小生命创造优良条件。三是掌握排卵期,一般情况下,女子排卵期是在两次月经之间,即下次月经前的第 14 天左右。妇女在排卵前期,基础体温(每天清晨醒来后未做任何活动时测得的体温)较低,为 36.4℃～36.6℃,排卵时体温上升 0.5℃左右,直到月经来潮前开始下降,如能掌握排卵期就会增加受孕机会。

受孕的月份选择也与优生有关。胚胎的发育有三个关键时期:大脑形成期(受孕第 3 个月)、脑细胞分裂期(受孕第 6 个月到分娩)、神经系统的发育协调期(受孕的第 7～9 个月)。整个怀孕期间,胎儿的正常发育都需要有适宜的外界环境和合理的营养条件,而这 3 个关键时期更显重要。因此,为胎儿创造良好的生长发育环境,人们认为,夏季(6～8 月份)受孕最好,妊娠的第 3、第 6 个月以及分娩期,都处在气候适宜、营养食物充足的季节,胎儿的神经系统能得到良好发育,但要注意预防肠道的细菌和病毒感染。也有人主张在春季受孕,理由是这一季节人的精神状态好,经过 280 天的妊娠期,到冬季分娩,产妇又可得到充分休息。这些都可作为参考,不应机械地套用。

在下列情况下不宜怀孕:任何一方正在患病,如高热、结核病、肝炎等,此时精子或卵子以及受精卵的发育会受到影响,难以达到优生的目的;一方大病初愈,或因某种原因处于情绪差、心理压力重的情况下;社会上有传染病流行时(即使夫妇两人均未得病)。在饮酒之后、照射 X 线或服用避孕药后等特殊情况下,为了避免对生殖细胞和胎儿的不利影响,也必须相应推后怀孕。

113. 在接受 X 线透视等特殊情况下, 如何选择怀孕时间?

选择适合的怀孕时间, 除应遵循以上提出的原则外, 当夫妻处于特殊时期时, 宜接受专家的下述忠告:

(1)接受过腹部 X 线透视的妇女, 宜在过 4 周之后怀孕较为安全。原因是医用 X 线虽然对人体一次照射量很小, 但它却能杀伤人体的生殖细胞, 即使是微量, 也可使卵细胞的染色体发生畸形变化或基因突变, 这对优生显然是不利的。

(2)口服避孕药中的雌、孕激素, 对胎儿的某些组织器官, 特别是性器官发育会产生影响, 而避孕药中的雌、孕激素从机体排泄出去的速度缓慢, 服用避孕药 1 个月, 需过 6 个月才能完全排泄掉。所以刚刚停服该类药物者不可马上怀孕, 宜在停药后 6 个月左右再怀孕。

(3)曾带避孕环的妇女, 无论放环时间长短, 作为异物的避孕环总会或多或少地对子宫粘膜等组织产生一定的影响, 故在取环之后要等来过 2～3 次正常月经再怀孕, 这样可使子宫内膜有一个比较充足的恢复时间。

(4)早产、流产的妇女则在过 1 年之后怀孕较为适合, 因为怀孕后, 身体各器官为适应新的生理情况都会发生相应的变化, 早产、流产之后, 身体各个器官特别是子宫等生殖器官, 都必须有一个充分休息和调理过程, 以恢复其生理功能, 为下一次妊娠提供良好的环境。

(5)酒精对生殖细胞的毒害作用绝不可轻视。有人错误地认为, 酒精在体内代谢很快, 在饮酒 2～3 天后受孕就不会产生畸形儿。正确的看法是, 酒精对生殖细胞的毒害不会随酒精代谢物的排出而消失, 只有受损的生殖细胞被吸收或排出后才可避免胎儿畸形的形成。卵子在成熟分裂过程中，最易受到酒精的影响。根据卵子从初级卵细胞到成熟卵子约需 14 天这个规律看，如果女子饮用了较多的酒，宜在停止饮酒 20 天后再受孕为妥。

烟中的尼古丁可以毒害精子而致畸胎，故准备受孕的前一段时间，夫妇均应戒烟。

（6）如因治疗疾病或其他原因，夫妻中的一方长期应用某类药品，或较长时间接触农药等对人体有害物质，而药物的作用、在体内排出的途径和时间、对生殖细胞的影响又各有不同，比较科学的做法是在医生指导下确定受孕日期。因为临床上的不少药物都有可能通过这样那样的环节影响生殖细胞和受精卵，而应用之后并不随停药而立即消失其作用，这也是需要注意的。

114. 什么叫不孕？为什么患不孕症时男女双方都应作详细检查？

一般认为，婚后夫妇生活在一起，也未采取任何避孕措施，历时两年仍未怀孕的，称为不孕症。不孕也可称不育。在这些人中，属于性功能障碍的（如阳痿、射精困难等），大都不能过正常的性生活，通常夫妇能够自我察觉。但也有一些人是由于某些疾病或性生活中的"技术性问题"引起的，仍能过性生活，常常不能自我察觉，容易对不育的原因作这样或那样的猜测。

据临床资料分析，在目前已经明确的引起不育的原因中，男方约占 1/3，女方约占 2/3。女方因素中，因排卵障碍导致不孕的又占了 30％。属于夫妇性生活中的"技术性问题"造成不孕，大多可以通过夫妇的讨论、调适予以解决，而属于疾病等方面的因素，则必须经医生检查诊治，通过询问病史、体格检查以及作某些辅助检查或借助特殊诊断方法方可被查明。因此，当夫妻婚后不孕（育）时，千万不要主观臆断地埋怨对方如何，而是应从双方因素中去找原因，本着夫妇同查同治的原则，尽早查明原因及时治疗，以避免夫妇之间不必要的误解。

115. 患哪些疾病或性功能障碍时会导致不孕？

能引起不孕的疾病及性功能障碍的原因很多，常见的有以下几类：

（1）某些内分泌疾病，如糖尿病、甲状腺功能亢进、肾上腺功能亢进或低下等。

（2）生殖器官本身的畸形或疾病，如男性尿道下裂、阴茎畸形、双侧隐睾；女性处女膜孔狭窄或无孔、阴道狭窄或畸形、阴道前后壁膨出、严重的子宫脱垂或高度后倾等。这类患者或引起性功能障碍（不能正常过性生活），或虽可以过性生活但不能怀孕。

有些致病因素（病原微生物感染、肿瘤等）侵犯了生殖腺，严重影响其分泌质量，或侵犯了男女的生殖管道（如输精管、输卵管等），使管道破坏、阻塞，均可能由于缺乏正常质量的精子、卵子，或精子与卵子不能相遇而导致不孕。这些致病因素常发生于结核病、腮腺炎、肿瘤或性病等患者身上。

（3）男子任何原因引起的精子数量太少、精子活动度差或畸形精子比例超过正常，也不能使妻子怀孕。其具体原因有些属未明，有的则比较明确，如放射性损伤，过热的热水浴使阴囊温度增高引起精子产生障碍，长途骑自行车或穿过紧的牛仔裤使阴囊、前列腺等部位受压而充血引起精液分泌异常。

（4）女子服用雌激素或孕激素类药物治疗痛经、月经不调，或应用某些神经安定剂等，均可能抑制排卵而不能受孕。放射性损伤亦可直接影响卵子生成。

烟中的尼古丁和酒精不仅可以对性功能产生不良影响，而且可损伤精子、卵子，导致不孕或胎儿畸形。

(5)长期厌食、偏食或肠道疾病，可使维生素 E 缺乏或微量元素锌缺乏，都可引起不孕。因为这些物质与性的发育、性功能及生育能力关系密切。

(6)许多慢性疾病，当发展到某一阶段引起全身状况明显变差时，都可间接影响生育功能，如严重贫血、慢性肾炎、严重的肺结核、肝硬化等。

(7)某些遗传性疾病也能导致不孕(这类患者本身有的应当绝育，详见本书"哪些人是属于在控制生育的前提下可以结婚的")。

(8)免疫因素。随着生殖免疫学的发展，目前人们已认识到有些不孕妇女的血清中含有抗精子抗体，这种抗体可与男子精液发生凝集反应。还有些男子自身由于受伤等原因也能产生抗自己精子的抗体。这些免疫因素也可导致不孕。

(9)性功能障碍引起的不孕。夫妇往往没有正常的性生活或不能顺利进行性生活。在诊断中，患者应主动陈述这些情况。比较常见的有：男子的阳痿、射精困难、逆行射精；女子的阴道痉挛、严重的性冷淡等。

116. 男女双方均无性功能障碍或疾病的影响，属于"技术性问题"导致的不孕原因有哪些？

从第 73 问中我们可以了解到，有正常数量、活动度好的精子和正常的卵子，以及有精子与卵子相遇结合的机会，是受孕必须具备的重要条件。夫妻性生活中，由于"技术性问题"可影响上述重要条件，从而导致不孕。因此，当夫妻双方能进行正常的性生活，又无明确的疾病影响受孕时，应考虑是否有下述原因存在，如有则应努力克服：

(1)性生活频率的问题。精子在男性的睾丸中发育成熟需要一个过程,正常人一次射精的精液量为 3 毫升~5 毫升,每毫升含 6 000 万~12 000 万个精子。每毫升精液中精子少于 2 000 万个时,受孕机会就显著减少。显微镜下观察至少要有 80%左右的活动精子,异常或不成熟的精子应少于 15%,否则也形成不孕。

由于夫妻感情因素或夫妻任何一方工作、劳动过于疲劳等,性生活次数太少,精子在体内储存过久而老化,以及精子活动度差,即使在受孕敏感期(即女方排卵期)过性生活,也不易受孕。反之,有的夫妇盼子心切,性生活过于频繁,每天一次,甚至每天不止一次,这样精子数量和成熟程度都不够,自然降低了受孕能力。因此,从受孕机会考虑,年轻夫妇的性生活以每周 2~3 次为宜,过少或过频者应作调整。

(2)性生活的时间问题。一般在女方排卵日前后 3 天过性生活受孕率可达 95%以上,而避开这个时期过性生活,受孕机会大大减少。确定女方排卵日期可采用测定基础体温、宫颈粘液结晶检查等方法。

(3)性生活的体位问题。如果性生活后精液容易从阴道口流出,或性生活时精液与宫颈没有充分的接触时间和机会,也会影响受孕。一般说来,男上女下的所谓"常规"性生活姿势在大多数情况下是不会影响受孕的,但若女方过于肥胖、阴道太紧、子宫后倾或宫颈前倾等,则常规的性生活体位不能保证阴茎充分插入阴道深部,不能使精液到达子宫颈,减少了精子游入子宫的机会。这时,应改变性生活体位,或将女方臀部垫高才有助受孕(详见第 92 问)。

(4)精液产生气泡,也是造成不孕的原因之一。近年来医学家发现,如果性生活射精后,阴道内精液产生小气泡时,精子就被吸附在气泡上,几秒钟后就失去活动力而死亡;同时,精子对空气中的氧气很敏感,遇氧气时很快丧失活动力。因此,为防止气泡问题造成的不孕,应避免阴茎抽动幅度太大,特别是在射精后不要继续抽动;在射精前几秒钟,阴茎也不要抽出阴道再插入射精;即使是正常的射精,也应注意不要射精后立即将阴茎从阴道抽出,应静置片刻。注意了这些问题,有助于减少精子与空气的接触机会。

(5)其他技术问题。性生活时使用了某些润滑剂,就有可能杀伤精子;有的人性生活时阴茎未能真正进入阴道,如只在阴道前庭,个别的只在尿道活动,这样当然也不可能受孕。

117. 为什么说在一般情况下第一次怀孕最好自然分娩?

新婚之后,对于不打算近期要孩子的夫妇来说,应采取切实可靠的避孕措施,不要用人工流产来代替避孕。应当掌握生育的主动权,选择适当的机会受孕,并争取第一次怀孕自然分娩。这是因为,子宫是孕育胎儿的地方,子宫腔与阴道之间有一子宫颈管相隔,这个管在未经产妇是呈纤细的筒状,平日是紧闭的,能有效地防止阴道中细菌的入侵,可以看作是一个自然的"屏障",它保证胎儿有一个理想的生长环境。第一次怀孕就做人工流产,有可能带来以下问题:

(1)人工流产时一般需用金属性的器械进行子宫颈管的扩张,这种操作有时有可能发生某些损伤,使子宫颈的肌肉、纤维发生断裂,当下次再妊娠时,子宫颈管因肌肉和纤维的断裂而变得松弛、弹性减弱,幼小的胚芽常会由此而从子宫腔脱出,可能成为习惯性流产的原因之一。

(2)人工扩张子宫颈管所造成的伤口,破坏了平日紧闭的宫颈管那层"屏障",为细菌的入侵开了方便之门,轻者可引起子宫内膜炎或输卵管炎,重者则可能导致盆腔炎,甚至影响以后受孕。

（3）首次怀孕时子宫腔比较狭小，做人流时有可能使子宫内膜的深层受到损伤，愈合之后则造成子宫腔的粘连。若粘连的面积较小，可引起月经血排出受阻，发生顽固性的痛经；而面积较大时则使受精卵无立足之地导致不孕。临床资料表明，因人工流产后导致子宫腔粘连性的不孕症已屡见不鲜，这是很值得警惕的。

当然，以上说的是一般情况下，不要人为地把第一次怀孕作人工流产处理。有些特殊情况则另当别论，如当胚胎本身的问题而造成流产时，则不要去盲目地保胎，这种流产喜大于忧。再就是口服或外用药物避孕失败而怀孕了，应作人工流产处理，不要用所谓顺其自然的办法将胎儿保留，因为避孕失败而怀孕者，其受精卵的质量常因避孕药物的作用受损，易出现畸形儿。怀孕早期有病毒感染的妇女，通常也宜做人工流产以减少先天畸形儿的出生。

118. 怎样知道已经怀孕了？

处在生育年龄的妇女，夫妻性生活时没有采取避孕措施，当出现下列征象时，应想到有可能怀孕了：

（1）月经过期。平常月经周期一直正常，应该来月经的时候不见月经来潮（即停经），这是怀孕常有的征兆。当然，因高热、严重贫血、肺结核、内分泌疾病等造成月经过期的，不属此范围。

（2）出现早孕反应。在月经过期的同时，一般在停经后四周左右出现厌食、偏食、喜酸辣、厌油腻、晨起恶心呕吐等，严重者则恶心剧烈，饮食难进，呕吐不止，这也是早孕的征象（这些早孕的反应，一般在 3 个月即可消失）。有些曾口服避孕药的妇女，有时也可有厌食、恶心的表现，但一般比较轻微且短暂,通常不难区别。

(3)小便次数增多。由于子宫增大,向前压迫并刺激膀胱,经常出现尿意感,从而使小便次数增多。

(4)乳房胀痛与着色。怀孕以后,乳房由于受到雌激素、孕激素的刺激,脂肪、腺体逐渐增加,并有压痛感,乳头乳晕色素沉着,乳头凸出并立起。

出现了上述表现,应去医院作检查以证实是否怀孕。妇科检查如发现阴道、子宫颈变软,并呈蓝紫色,子宫体也较正常子宫增大变软,再取尿液作妊娠反应,如是阳性就可断定是怀孕了。另外,超声波检查有助于明确诊断。当确诊已怀孕,如打算继续妊娠,则应按照要求搞好孕期保健。

119. 已有子女的夫妻怎样避孕?

生育后避孕比新婚避孕和尚无子女时的避孕顾虑要少得多,因为这时通常不要考虑避孕对以后生育的影响,所以选择的余地大一些。

一般说来,要求避孕时间长,效果可靠,放置宫内节育器如节育环是比较理想的首选方法。其副作用只是上环初期人体未适应时局部有反应(如月经较多、经期较长等),一般上环后几个月就适应了,这些反应就会自然消失,对其他器官无影响。但此方法对月经过频、经血过多、痛经和经前期紧张的妇女不宜使用。有些哺乳期妇女和部分年轻妇女由于子宫敏感性强,上节育器易脱落,也难以采用。已上节育器的妇女应定期检查,以防止节育器脱落随月经排出而未被发现导致怀孕。另外,上环妇女应注意补充富含铁质的食物。

其次,可选用甾体激素类药物,因为这类药物不仅能避孕,而且还对经血过多、痛经等病症有一些减缓症状的作用。这类药物有口服短效、长效、事后片、探亲片以及注射剂、埋植剂等,可视情选用。但患有肝、肾、高血压病者应禁用此类药物。一般认为,无上述疾病的健康妇女也不宜长期使用,长期用避孕药会增加心、脑血管疾病,如高血压、冠心病的可能性。为防止药物对婴儿的不良影响,哺乳期的妇女不得用此法避孕。有些常用药,如四环素、氨苄青霉素、利福平、苯妥英钠、苯巴比妥等,如与避孕药同期使用,有可能诱导体内避孕药代谢加快而引起避孕失败,这是必须注意防止的。

男子避孕套作为男方避孕可作为首选,尤其对正在哺乳期的妻子更加适合。它避免了上环易脱落和用药影响婴儿的弊端,只要使用得法是安全可靠的。

药膜、药膏等外用杀精剂也是合理的、科学的避孕方法,多于临时、短期应用,也可在某些时候(如女方排卵期)与避孕套合用或交替使用。

男女节育方法中还有绝育术,最常用的是男子的输精管结扎和女子的输卵管结扎,其属永久性的,但也可以复通。手术对性欲和性生活都无影响。相比之下,男子结扎的手术副作用比女性小,手术也简单,恢复得也更快,所以,男子绝育是值得大力提倡的。

120. 什么叫"人流综合征"? 如何预防?

在施行人工流产手术中,有少数妇女出现恶心、呕吐、头晕、胸闷、气喘、面色苍白、大汗淋漓、四肢厥冷、血压下降、心律失常等,严重者还可能出现昏厥、抽搐、休克等一系列症状,医学上将其称之为"人流综合征"。

子宫属于盆腔器官,除接受自主性神经(交感神经、副交感神经)的支配以外,还有丰富的感觉神经分布,子宫颈部的神经末梢又更为敏感。人流(人工流产)术中,子宫颈被牵拉、扩张,承受负压、刮匙对宫壁的影响,从而刺激了分布在这些区域的神经末梢。绝大部分孕妇通过神经系统的自身调节,能够耐受人流术中的这些机械刺激,但也有少数孕妇由于自主神经稳定性较差,迷走神经自身反射增强,使体内释放出大量的乙酰胆碱,促使冠状动脉痉挛,心肌收缩力减弱,心脏排血量减少,从而出现了上述一系列的表现。这时经过适当处理不会对患者构成威胁,也不留下后遗症。

人流综合征的发生,是神经、精神综合作用的结果,同心理因素有很大关系。据临床观察,这种综合征比较容易发生在精神紧张、对人流手术充满疑虑的孕妇中。因此,预防此综合征的发生,首先要从心理因素上着手,消除对人流的恐惧心理,避免精神过度紧张,也要尽可能避免在过分疲劳、饥饿的情况下实施手术。手术中,尽可能地减轻对子宫口和宫壁的刺激强度(包括牵拉、扩张宫口,刮搔宫壁等),开始的动作宜轻一些。

对于曾发生过人流综合征的孕妇,在再次行人流术时,可于术前 20～30 分钟,肌内注射阿托品 0.25 毫克、安痛定 2 毫升。这对预防人流综合征的发生有良好的效果。

应当强调,尽管人工流产手术绝大多数是安全顺利的,但人流手术绝不是一项避孕措施,只是避孕失败的一种补救办法,或用于某些不适宜继续怀孕(如有怀孕后患病、服用某些药物等致畸因素存在时)的中止妊娠的措施。有些夫妇不了解多次作人流,尤其是短期内重复作人流的害处,误以为人工流产很便当。这对妇女的身体是不利的。不仅如此,人流手术还有可能使一些妇女常常产生不良回忆,惧怕性生活带来怀孕,导致性冷淡。因此,每对育龄夫妇都应认真落实避孕措施,尽量减少人工流产。

121. 为什么要重视性传播疾病的预防？

性传播疾病，简称性病，是一组由性接触为主要传播途径的传染病，包括梅毒、淋病、非淋菌性尿道炎、生殖器疱疹、尖锐湿疣、软下疳、性病性淋巴肉芽肿以及艾滋病等。

性病有其鲜明的特点，即都是通过传染而来，除了通过性接触传播以外，也能通过其他的途径传播，如使用未经检验的血、血液制品、未消毒的注射器等引起感染的称经血液传播；患病孕妇通过胎盘使其胎儿被感染称母婴垂直传播。此外，接触污染的某些生活用品，如浴缸、床被单等，也有可能被传染上尖锐湿疣、淋病等疾病。

性病的危害性很大。对社会而言，它严重地危害了广大人民群众的身心健康，一旦蔓延将会破坏劳动力、降低人口素质，给社会经济和社会发展造成巨大损失。对人体健康而言，它不但侵犯生殖器官，而且也侵犯淋巴、骨骼、神经及内脏，造成复合性病变，甚至可以传给胎儿贻害后代。女性患者如不及时治疗，可造成不孕、流产、早产、死胎。男性患者不仅可造成不育，甚至能终身丧失劳动力。无论男女，重型的性病都可造成残疾或死亡。有的性病患者的肿瘤发生率高于正常人，如子宫癌、淋巴瘤、尖锐湿疣的恶变等。艾滋病患者因免疫系统遭到严重破坏，抵抗力极度低下，最终因身体衰竭死亡。

我国政府一直非常重视性病的防治，早在1986年卫生部就在南京成立了"全国性病防治研究中心"、"卫生部性病专家咨询委员会"，并下发了《性病监测工作试行方案》，还在全国开放城市建立了多个性病监测点。近几年，针对性病预防工作面临的严峻形势，这方面的工作又有很大的加强。现在又明确强调，各级政府和各部门领导要把这项工作作为关系到民族兴衰和国家发展的战略问题予以高度重视，并采取了一系列重要措施,表明了政府的决心和能力。

预防和控制性病的关键,除了各级政府切实加强领导,把它作为一项需要社会综合治理的系统工程,不失时机地加大工作力度以外,作为个人最重要的是坚持正确的性道德、性观念,学习有关防治性病的知识,以科学知识为武器,提高自我保护意识和自我防护能力,同时要积极支持各级政府和有关机构针对此类疾病所采取的积极措施,诸如开展对高危人群的干预,对有性乱行为的人严格教育和管理;发现性病患者及时、严格的治疗;严格婚前检查,性病未愈者不得结婚;加强性卫生的宣传,推广避孕套的使用;对社会有关服务行业和场所严格加强管理;对群众加强性道德和法制教育等。

应当强调,确定是否患有性病,或已经患有性病需要治疗,都必须到正规医疗机构的专门科室,如医院皮肤性病科或性病防治所就诊,遇到了问题,要到这些地方向专家咨询,目的是防止误诊误治。不要轻信街头的某些治性病广告或找那些"江湖郎中"诊治。不少事实证明,有病乱投医往往于事无补,有时甚至还会引出新的问题,这是需要认真注意的。